Barbara Keifenheim

Im Entschwinden so nah

Barbara Keifenheim

Im Entschwinden so nah

Abschied von meiner Mutter – Ein Alzheimer-Tagebuch

HERDER

FREIBURG · BASEL · WIEN

Zeichnung aus der Wanderausstellung »Das andere Du – Oma, Alzheimer und ich«, in der sich Maya Keifenheim, die Tochter der Autorin, künstlerisch mit der Demenzerkrankung ihrer Großmutter auseinandersetzt (www.dasanderedu.de).

MIX
Papier aus verantwortungsvollen Quellen
FSC® C083411
www.fsc.org

www.herder.de

Satz: de·te·pe, Aalen
Herstellung: CPI books GmbH, Leck

Printed in Germany

ISBN 978-3-451-34750-4

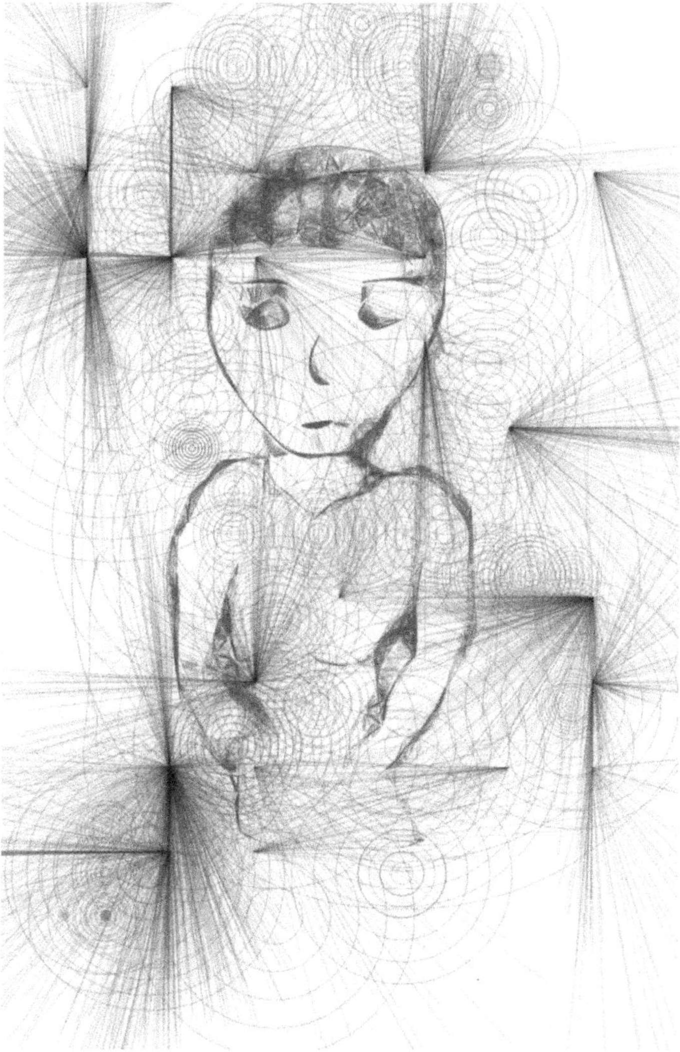

Einleitung

Als meine Mutter im Sommer 2013 starb, hatte ich die letzten Phasen ihrer Demenzerkrankung bereits seit 15 Monaten in Form eines Tagebuchs festgehalten. Bei dem, was ich in dieser Zeit erlebte, fühlte ich mich oft an meine ethnologischen Forschungen im Amazonasgebiet oder in der Volksrepublik China erinnert. Damals versuchte ich fremde Kulturen aus deren Innenperspektive zu verstehen. Nun war »das Fremde« meine eigene Mutter. Ich musste auch hier eine neue »Sprache« lernen und verstehen. Die dramatischen Veränderungen der Persönlichkeit meiner Mutter und ihrer Art, die Welt wahrzunehmen und zu erleben, erschreckten mich zutiefst und hielten mich in meinen schmerzlichen Wahrnehmungen gefangen. An diesem Punkt half mir die professionelle Vertrautheit mit der Methode der »teilnehmenden Beobachtung«, die sowohl Nähe als auch Distanz erfordert und immer wieder dazu zwingt, die eigenen Vorstellungen und Werte hintanzustellen. Dadurch gelang es mir, Abstand zu meiner emotionalen Betroffenheit als Tochter zu gewinnen, über das Tagesgeschehen hinausgehende Fragen zu stellen und neue Wege des Verstehens zu entdecken.

So versuchte ich zu ergründen, ob gewisse Auffälligkeiten im Verhalten meiner Mutter ausschließlich Symptome der Alzheimer-Demenz waren oder ob die Krankheit bestimmte Züge ihrer Persönlichkeit und alte Verhaltensmuster verschärfte. Mit großer Aufmerksamkeit beobachtete ich, wie sie jetzt bei nachlassendem Faktengedächtnis ihre Lebensgeschichte erzählte, und ich entdeckte, dass vor allem ungelöste Konflikte und tiefe Verletzungen nach Jahrzehnten der Verdrängung zum Ausdruck kamen. Das führte mich dazu, Spuren des Verstehens in der Vergangenheit zu suchen, und ich stellte mit Erstaunen fest, dass ich noch nie so intensiv und anhaltend über meine Mutter nachgedacht hatte wie jetzt, da sie mir entschwand. Das veränderte nachhaltig meine Beziehung zu ihr. Meiner früheren Mutter gegenüber hatte ich stets ambivalente, wenn nicht gar ablehnende Gefühle. Zur alzheimerkranken Mutter empfand ich innige Nähe.

Bei jeder Beobachtung ist der Beobachter selbst Teil des Geschehens. Und so bemerkte ich im Laufe der Zeit, dass auch ich selbst mich in der Auseinandersetzung mit meiner dementen Mutter veränderte. Mich auf ihre gefühlte Welt einzulassen, mobilisierte kostbare Kräfte: Gefühle und Kreativität im Umgang mit ihr und weiterwirkend mit allen Menschen, denen ich begegne. Und auch meine Fragen an das Leben veränderten sich. Denn das »Welterleben« meiner Mutter brachte mir selbstverständlich erscheinende Grundannahmen über Wirklichkeit und menschenwürdiges Leben sowie über tradierte Wertvorstellungen ins Wanken und zwang mich dazu, diese gründlich zu überdenken. Dieses Buch zeigt den verschlungenen Weg meiner Gefühle und Gedanken.

* * *

3. Mai 2012
Heute schlug ich Mutter vor, einen Spaziergang über den langen Flur des Pflegeheims zu machen, um sich ein bisschen die Beine zu vertreten. Sie willigte sofort begeistert ein. Vor allen Türen blieb sie stehen und las mit lauter Stimme die Namensschilder der Bewohner. Als wir uns der Tür ihrer eigenen Wohnung näherten und sie den Namen Keifenheim erblickte, meinte sie, sie wolle mal nachschauen, wie es denn da so aussehe. Wir betraten das Wohnzimmer, wo Vater auf seinem angestammten Platz saß. Mutter: »Entschuldigen Sie bitte die Störung, ich wollte nur mal schauen, wie es bei Ihnen aussieht. Sie haben es ja sehr schön hier.« Dann plauderte sie mit dem ihr fremden Mann und fragte, ob er verheiratet sei und Kinder habe. Vater spielte das Spiel mit. Dann meinte Sie: »Ich will Sie nicht länger stören« und wünschte ihm zum Abschied »alles Liebe und Gute«. Danach liefen wir noch einige Male den Gang auf und ab. Als wir ins Wohnzimmer zurückkehrten, erkannte sie Vater auf Anhieb und erzählte ihm gut gelaunt von unserem »schönen Spaziergang«.

* * *

Wenn ich heutzutage mit meiner Mutter zusammen bin, kann ich mir kaum mehr vergegenwärtigen, dass meine Eltern Gerda und Heinrich noch vor wenigen Jahren in einer großen Wohnung mit Terrasse und Garten in der Ruhrgebietsstadt Bottrop lebten. Sie fühlten sich dort so wohl, dass für sie der bloße Gedanke unvorstellbar war, jemals wegzuziehen. Meine Schwester Carlotta, meine Tochter Maya und ich besuchten sie recht häufig und genossen es, von ihnen verwöhnt zu werden. Auch die Weihnachtstage verbrachten wir stets bei ihnen.

Als sie dann schließlich nicht mehr ohne fremde Hilfe leben konnten, zogen sie im März 2008 auf unser Betreiben hin nach Berlin in eine für uns alle erreichbare Seniorenresidenz. Seither erleben und beobachten wir die Entwicklung fortschreitenden Alters aus nächster Nähe. Während Vater zusehends gebrechlicher wird, nimmt die Alzheimer-Demenz meiner Mutter immer dramatischere Formen an. Im November 2011 reifte daher die Einsicht, dass auch das Modell des betreuten Wohnens nicht mehr angemessen war. So zogen die Eltern im April 2012 in ein Pflegeheim und leben dort bis auf Weiteres mit ihren eigenen Möbeln in einer Zweizimmereinheit. In diesem Monat wird Mutter 88, Vater im Juli 92 Jahre alt.

* * *

6. Mai 2012

In der Rückschau gab es bereits vor zehn Jahren erste Auffälligkeiten, die auf eine beginnende Demenzerkrankung hätten hinweisen können, die wir aber nicht als solche erkannten. So begann Vater 2002 zu berichten, dass Mutter unter nächtlichen Halluzinationen leide. Mal sah sie riesengroße schwarze Tiere im Schlafzimmer, mal nahm sie Personen wahr, die sie bedrohten. Wir wurden nicht hellhörig und betrachteten das Ganze lediglich als bedauernswerte Albträume.

Wir wurden nicht hellhörig und betrachteten das Ganze lediglich als bedauernswerte Albträume.

Im Mai desselben Jahres erreichte mich während einer Gastdozentur in China eine E-Mail von Carlotta, in der sie mir betroffen von einem sehr befremdlichen Verhalten unserer Mutter berichtete. Meine Schwester war zu deren Geburtstag angereist und hatte ihr einen Gutschein für eine teure Kosmetikbehandlung mitgebracht. Sie fiel aus allen Wolken, als Mutter deswegen völlig außer sich geriet und ihrer Empörung selbst vor den geladenen Gästen mit verletzenden Worten Ausdruck verlieh. Was war nur so falsch an dem Präsent? Sie suchte zu jener Zeit regelmäßig eine Kosmetikerin auf, und Carlotta konnte davon ausgehen, dass es ihr gut gefallen würde, sich einmal eine Extrabehandlung zu gönnen. Und selbst wenn sie der Meinung gewesen wäre, das Geschenk sei verfehlt, musste sie deshalb eine derartige Szene machen?

Noch im gleichen Sommer berichtete meine Schwester von wiederholten Wutausbrüchen, bei denen Mutter Kraftausdrücke gebrauchte, die wir noch nie im Leben aus ihrem Munde gehört hatten. Es geschah nun auch immer häufiger, dass sie Dinge verlegte, und wenn sie diese nicht wiederfinden konnte, verdächtigte sie sofort irgendwelche Personen des Diebstahls und wurde dabei auch ausfallend. Nach meiner Rückkehr aus China rätselten meine Schwester und ich über mögliche Gründe für Mutters »Wesensveränderung«, kamen aber zu keinem Schluss.

* * *

2004 stürzte Mutter in einer Eisdiele. In der Folgezeit kam es durch weitere Stürze zu mehreren komplizierten Rippenbrüchen. Chirurgische Eingriffe wurden notwendig, wobei einige misslangen. So wurde sie schließlich eine chronische Schmerzpatientin. Ständige Rückenschmerzen beeinträchtigten ihre Mobilität und die gewohnten Aktivitäten in einschneidender Weise und führten ihr erstmals vor Augen, dass sie vieles nicht mehr bewältigen konnte. Akzeptieren wollte sie es nicht; zu sehr erschütterte es die Grundfesten ihres Selbstbildes als der Tüchtigen, der Unermüdlichen, der Perfekten. Und dennoch: Die Pflege des großen Gartens musste abgegeben werden, so sehr sie sich auch dagegen sträubte. Eine Haushaltshilfe wurde ebenfalls erforderlich. All diese Veränderungen schlugen ihr aufs Gemüt. Wenn sie meiner Schwester und mir dann mitunter seltsam oder komisch vorkam, schoben wir das auf ihre andauernden Schmerzen und eine damit einhergehende Depression.

* * *

Auf einmal fiel es mir wie Schuppen von den Augen und das Wort Alzheimer hielt Einzug in mein Denken.

Es kam der Zeitpunkt, an dem wir nicht mehr übersehen konnten, dass sie ständig dieselbe Frage wiederholte, obwohl wir ihr gerade darauf geantwortet hatten. Nun ja, alte Leute werden halt vergesslich! Dass dieses Erklärungsmuster unzureichend war, wurde uns Weihnachten 2006 bewusst. Zum ersten Mal feierten wir nicht in Bottrop, sondern in meiner Berliner Wohnung. Mutter fragte alle drei Minuten, welches Geschenk wir denn für Carlottas Lebensgefährten hätten. Immer wieder, immer wieder. Ein Gefühl der Beklemmung kam auf, doch sprachen meine Schwester und ich weiterhin lediglich von »geistigen Aussetzern«.

* * *

Als ich ein Jahr später kurz vor Weihnachten im Bottroper Elternhaus eintraf, fand ich Vater in einem derart kritischen Zustand vor, dass ich auf der Stelle einen Krankenwagen bestellte. Mutter wollte die Notwendigkeit partout nicht einsehen, studierte stattdessen die Beipackzettel seiner Medikamente und gelangte schließlich zu der vorwurfsvollen Diagnose, es ginge ihm nicht gut, weil er zu viel Wurst esse. Da fiel es mir wie Schuppen von den Augen und das Wort Alzheimer hielt Einzug in mein Denken. Der Umzug nach Berlin war bereits in voller Planung.

* * *

9. Mai 2012

Als es im März 2008 so weit war, lag ich im Krankenhaus, und es tut mir noch heute leid, dass meine Schwester diesen Umzug physisch und psychisch alleine bewältigen musste. Die ganze Unternehmung erforderte gewichtige Entscheidungen, denn obwohl die Eltern in Berlin eine stattliche Dreizimmerwohnung beziehen würden, konnte längst nicht alles Hab und Gut mitgenommen werden. Was aber sollte in der neuen Bleibe Platz finden? Was musste entsorgt, weggegeben oder verkauft werden?

»Wenn wir nach Berlin ziehen, werdet Ihr noch viel Arbeit mit uns bekommen.«

Bei diesen Fragen erfuhr Carlotta seitens der Eltern keinerlei Hilfe. Vater, der seit seiner Pensionierung intensive Familienforschung betrieb, interessierte sich lediglich dafür, dass seine genealogischen Unterlagen und die vielen Geschichtsbücher ordentlich verpackt würden. Mutter verdrängte den Umzug bis zum Schluss und versuchte beharrlich, ihre hausfraulichen Routinen aufrechtzuerhalten. Dadurch behinderte sie alle anstehenden Arbeiten. Als sie gegen Ende bemerkte, dass im Flurschrank nur noch die allernotwendigsten Reinigungsmittel vorhanden waren, geriet sie außer sich. Schlimm erging es meiner Schwester auch, als sie ihr die Schuld dafür zuschob, dass angeblich 400 Euro verschwunden wären.

Irgendwann realisierte sie dann doch, dass Carlotta unentwegt Kartons packte, vor allem aber, dass sie nicht alles einpackte. Ab da wurde es gänzlich schwierig, denn Mutter wich nicht mehr von ihrer Seite und bestand darauf, absolut alles mitzunehmen. So fuhr schließlich ein 40-Tonner-Umzugswagen zur Berliner Seniorenresidenz und erregte angesichts seines spektakulären Volumens größtes Aufsehen bei den Bewohnern. Was aufgrund von Mutters Widerstand nicht in Bottrop geschehen konnte, musste nun in Berlin erledigt werden. Zu unserer Erleichterung wurde uns vorübergehend gestattet, mit den unzähligen Kartons eine leerstehende Nachbarwohnung in Beschlag zu nehmen.

Die Eltern bezogen einstweilen eine Gästewohnung, und Carlotta und ich machten uns daran, ihre neue Bleibe den räumlichen Gegebenheiten entsprechend einzurichten. Dabei fanden nicht alle mitgebrachten Schätze einen Platz. Die aussortierten Stücke ließen wir in der Abstellwohnung, um sie notfalls doch noch zu integrieren, sollte Mutter ihr Fehlen bemerken und nach ihnen verlangen. Das geschah aber nicht: Sie hatte sie vergessen. Während sich dann die Eltern an ihr neues Zuhause gewöhnen mussten, verbrachten wir noch viele heimliche Stunden in der Nachbarwohnung, um die unvollendete Entsorgungsaktion zu Ende zu bringen und den Rest in einem winzigen Abstellraum zu verstauen.

Wir waren sowohl amüsiert als auch irritiert darüber, was Mutter alles aufbewahrt hatte. Unzählige leere Joghurtbecher landeten direkt im Mülleimer, ebenso Dutzende sorgsam umwickelte Zellophantüten, die jeweils zwei oder drei Spaghettistängelchen enthielten. Putzlappen, die sie aus Vaters ausrangierten Unter- und Oberhemden geschnitten hatte, füllten fast einen ganzen Koffer. Die Pröbchen von Apotheken und Drogerien ebenfalls. Desgleichen Medikamente, deren Haltbarkeitsdatum schon seit Jahren abgelaufen war. Zahllose Gänge zum Müllcontainer wurden notwendig, um solcherlei gehortetes Gut zu entsorgen. Doch irgendwann war es geschafft. Wir hatten die Wohnung eingerichtet und ein provisorisches Ordnungssystem eingeführt. Dabei waren wir davon ausgegangen, dass sich Mutter in der Folgezeit Schublade für Schublade und Schrankfach für Schrankfach vornehmen würde, um alles nach ihrer Fasson zu ordnen und ihrem Spruch treu zu bleiben: »In jedem Haus, da ist ’ne Lis, die tut und macht auf ihre Art und Wiss’.« Doch nichts Dergleichen geschah. Stattdessen beklagte sie sich unentwegt, sie fände nichts mehr, weil sie die Sachen ja nicht eingeräumt hätte. Selbst in der Küche, ihrem ureigenen Hoheitsgebiet, ließ sie alles so, wie sie es vorfand. Sie ordnete nichts nach ihren praktischen Bedürfnissen und war fortan ständig auf der Suche nach diesem und jenem. Auch in den Folgejahren hat sie sich die Wohnung nie zu eigen gemacht. Neben dem Mobiliar hatten die Wohnaccessoires einen hohen Wiedererkennungswert, aber Mutter probierte nicht mehr wie in früheren Zeiten unterschiedliche Arrangements aus, um den Räumen ihre persönliche Note zu verleihen. Hatte sie bisher auch immer großen Wert auf einen schön gedeckten Tisch gelegt, verlor sie mit dem Umzug jegliches Interesse daran.

* * *

Vater hatte sich viel von der neuen Wohnsituation versprochen. Obwohl die Eltern in Bottrop einen großen Freundes- und Bekanntenkreis hatten und mit ihrer Gastfreundschaft dazu beitrugen, dass sich in ihrem Hause die unterschiedlichsten Menschen trafen, waren die Begegnungen in den letzten Jahren doch merklich seltener geworden. Etliche Vertraute waren gestorben oder in ein Seniorenheim gezogen, andere scheuten mit zunehmendem Alter die Autofahrt zu der außerhalb der Stadt gelegenen Wohnung, und die Jüngeren hatten oftmals angesichts verschärfter Arbeitsbedingungen weniger Zeit und Energie für eine intensive Kontaktpflege.

Nun hoffte Vater auf neue Sozialkontakte. Er betonte immer wieder, wie wichtig dies für Mutter sei. Damals glaubte er noch, ihre »Wesensveränderungen« dadurch aufhalten zu können. So war es für ihn ein Schock, als sie den Umzug mit aller Macht rückgängig machen wollte und damit drohte, andernfalls vom Balkon zu springen. Dass dies nicht wörtlich zu nehmen war, sondern – wie schon so oft geschehen – ein drastischer Ausdruck momentaner Befindlichkeit, erkannte er nicht und erkrankte prompt an einer schweren Gürtelrose.

Vor dem Umzug hatte er einmal gemeint: »Wenn wir

nach Berlin ziehen, werdet Ihr noch viel Arbeit mit uns bekommen.« Mir dämmerte damals, dass er Recht behalten könnte, doch in welchem Ausmaß sich seine Vorhersage bewahrheiten sollte, konnte ich noch nicht wissen.

* * *

12. Mai 2012

In der ersten Berliner Zeit nahmen Mutters Auffälligkeiten zwar unübersehbar zu, doch durchlöcherten sie noch nicht das Bild, das ich von ihr hatte – vielleicht auch, weil ich mich davor fürchtete und nicht konsequent genug hinsehen wollte. Ich konnte mich meistens noch gut mit ihr unterhalten und sie für gemeinsame Unternehmungen gewinnen. Sie führte ihren Haushalt halbwegs passabel und kochte täglich. Mir fiel allerdings auf, dass sie nie mehr einen Kuchen backte, obwohl sie in Bottrop leidenschaftlich gerne neue Rezepte ausprobiert hatte und bei ihren Freunden als eine Kuchenfee galt.

In dieser Anfangszeit fuhr ich zweimal wöchentlich zu meinen Eltern. Es waren lediglich Besuche, die nichts mit regelmäßiger Betreuung zu tun hatten. Das sollte sich jedoch gründlich ändern.

* * *

13. Mai 2012

Zwei Jahre nach dem Umzug begann Mutter darüber zu klagen, keine Familie mehr zu haben. Sie fühlte sich bei dem Gedanken, dass ihre Eltern und alle fünf Geschwister längst verstorben waren, als verlassene Waise und weinte oftmals bitterlich. Dass sie eine eigene Kernfamilie mit Mann, zwei Töchtern und einer Enkelin in unmittelbarer Nähe hatte, konnte sie nicht trösten. Im Winter 2011 vergaß sie dann für immer, dass ihre Eltern tot waren.

Zögernd betraten wir den unsicheren Boden einer weder ihr noch uns vertrauten Wirklichkeit.

Was haben wir uns anfangs bemüht, ihr immer wieder vorzurechnen, dass ihr Vater bereits über 40 Jahre tot war und die Mutter seit über 30 Jahren! Als wir damit aufhörten, wurde uns schmerzlich bewusst, dass sich der Vater von der Ehefrau, wir Töchter von der Mutter und Maya von ihrer Großmutter ein Stück verabschieden mussten. Zunächst verzichteten wir auf Kommentare und Korrekturen. Dann betraten wir zögernd den unsicheren Boden einer weder ihr noch uns vertrauten Wirklichkeit.

* * *

»Wenn ich das nächste Mal meine Eltern besuche, dann werde ich denen aber sagen, dass sie sich endlich mal ein Telefon anschaffen sollen!« Ich antwortete noch unsicher:

Zum ersten Mal wurde mir bewusst, welche Ängste ihre Wahrnehmungen bei ihr auslösen konnten.

»Ja, heutzutage kommt man ohne Telefon nicht mehr aus!« Sie nickte zustimmend. Von meiner eigenen Realitätsvorstellung abrückend, eröffnete sich mir in der Folgezeit ein fantasievollerer Umgang mit Themen, die ihr offensichtlich arg zusetzten. So auch mit der dauernden Forderung, zu den Eltern zu reisen. Als diese wieder einmal ganz drängend wurde, druckte ich ihr einen Fahrplan aus, der wegen einer erfundenen Baustelle ein mehrfaches Umsteigen nötig machen würde. »Nach Pfingsten«, sagte ich, »ist der Verkehr wieder normal; da sollten wir doch lieber bis dahin warten.« Sie beruhigte sich auf der Stelle. Und so wurde für mich eine erste mögliche Strategie erkennbar: Eintreten in den Stoff, der die alte Frau aufwühlt, und dann aus ihm selbst ein beruhigendes Element ableiten.

Es klappte nicht immer, aber doch recht häufig. So war sie eines Nachts zutiefst aufgeregt und begann sich anzuziehen, weil sie sofort im Keller nach »dem Kind« schauen wollte. Es sei mutterseelenalleine und müsse doch umkommen vor Angst. Ich legte den Arm um sie und führte sie ans Fenster: »Schau mal, wie spät und dunkel es draußen schon ist. Da ist das Kind schon längst bei seiner Mama und schläft!« – »Ach, dann ist ja gut!«

Der Hinweis auf die Dunkelheit verfing auch in einer turbulenten Nacht kurz nach dem Einzug der Eltern in das Pflegeheim. Mutter hatte schon ein paar Stunden geschlafen, als sie gegen Mitternacht aufstand, sich anzog und aufgeregt den Hauseingang suchte, um ihre frierende Mutter hereinzulassen. Vater gelang es nicht, sie zurückzuhalten. Da ich den Abend in der Nachbarschaft verbrachte, rief er mich herbei, und so versuchte ich sie zu beruhigen: »Hör mal, Deine Mutter ist ja ’ne ganze Stange älter als Du und geht nach sechs Uhr sowieso nirgendwo mehr hin. Die geht auch viel früher zu Bett als Du und schläft schon seit Stunden!« Auch diesmal klappte es.

Gegen Ende der Zeit in der betreuten Wohnung erkannte sie zum ersten Mal ihren Ehemann nicht, obwohl er seit Stunden neben ihr auf dem Sofa saß. In seiner Verzweiflung rief er mich an und reichte seiner Frau den Telefonhörer. Sofort fing sie heftig zu jammern an: »Der Heinrich ist ohne ein Wort zu sagen fortgegangen, und ich mache mir größte Sorgen. Das hat er noch nie getan.« – Ich: »Wer sitzt denn neben Dir auf dem Sofa?« – »Ich habe gerade Besuch.« – »Komisch«, antwortete ich, »ich könnte schwören, dass das Vaters Stimme ist.« – »Nein, nein, der ist einfach weggegangen und hat mich hier sitzen lassen.« – »Lass uns einen Test machen: Du weißt doch, welche Mühe Du jeden Morgen hast, den störrischen Wirbel von Heinrich zu kämmen. Nun guck Dir mal genau den Hinterkopf an!« Ich hörte, wie sie sich vom Telefon abwandte: »Drehen Sie doch bitte mal den Hinterkopf zu mir.« Und dann kam es kichernd durch den Hörer: »Tatsächlich, das ist ja unser Heinrich!« Bei diesem Vorfall wurde mir zum ersten Mal bewusst, welche Ängste ihre Wahrnehmungen bei ihr auslösen konnten.

* * *

15. Mai 2012

Mutter war stets eine sehr gepflegte Frau, zog sich elegant an, und nur das Teuerste war gerade gut genug. Einmal waren Carlotta und ich – mehr als lässig angezogen – zu Besuch, als sie mit einem neuen Kleidungsstück ins Wohnzimmer trat, mit zufriedener Miene an sich herunter zeigte und meinte: »So sieht eine Dame mit achtzig aus!« Wir hatten ein wenig das Gefühl, da nicht mithalten zu können.

Zu Mutters Glück reicht eigentlich ein einziges Buch und davon letztlich die erste Seite, denn an deren Ende hat sie meist schon vergessen, was am Anfang stand.

Doch das ist schon acht Jahre her. Mir tut es weh, wenn ich sie nun häufig in fleckiger und bunt zusammengewürfelter Kleidung antreffe. Wenn sie heute vor dem vollen Kleiderschrank steht und keine ihrer Hosen erkennt, schlüpft sie auch schon mal in die Freizeithose ihres Mannes. Dann kommt die Unterhose dran. Drei Armbanduhren am Handgelenk dürfen es auch sein und ebenso viele Halsketten, die nicht unbedingt zusammenpassen. Dies hat weniger mit einem gewandelten Geschmack zu tun, als vielmehr mit einem starken Kontrollbedürfnis. Sie will einfach alles Wertvolle, worauf ihr Blick fällt, am Leibe haben, um es nicht zu verlieren oder der Gefahr eines Diebstahls auszusetzen.

Neben dem eigenen Körper ist ihr zweitsicherster Ort das Bett, wo man unter dem Kopfkissen und der Matratze ihre jeweiligen Schätze finden kann: Handtaschen, eine neu gekaufte Hose, Fotos, Schmuck, Geld oder auch eine offene Tube Zahnpasta. Diese befindet sich dort allerdings nicht wegen ihres Wertes, sondern deshalb, weil Mutter sie aufräumen wollte und nicht wusste, wohin sie gehört. Da gilt dann die Devise: »Hauptsache weg!« Im Wohnzimmer wirft sie neuerdings Orangenschalen oder angekaute Stückchen Schokolade hinter das Sofa oder verstaut sie in ein Sofakissen: Sie sind dann ja »weg«, weil sie sie nicht mehr sieht.

Ihr oberstes Heiligtum ist der Nachttisch mit seinen großen Schubladen, die jeden Tag zigmal aus- und neu eingeräumt werden. Hier befinden sich unzählige Seidenschals, der Führerschein, Fotos mit und ohne Rahmen, die Brieftasche ihres Vaters, ein mit Strümpfen umwickelter Silberleuchter, Taschen und Portemonnaies, gebrauchte und frische Slip-Einlagen, Spitzendeckchen, Werbeprospekte, Postkarten, Schokolade und vieles mehr.

Alles wird wie zum ersten Mal entdeckt. Eine Karte von Freunden ist etwas Wunderbares. Sie kann bereits seit Wochen auf dem Couchtisch liegen und wird jedes Mal, wenn der Blick darauf fällt, wie frisch eingetroffen in Augenschein genommen: »Ja, wer hat uns denn da geschrieben? Ach, sieh mal an, die Frau K., wie nett!« Dann wird die Karte gleich mehrmals hintereinander mit viel Betonung vorgelesen. Frau K. ahnte beim Schreiben der Geburtstagsgrüße gewiss nicht, welch fortgesetzte Freude sie bereiten würde.

Doch nicht nur Briefe erfreuen sich der wiederholten Neuentdeckung, sondern auch Reklameschriften, die beispielsweise als Post von »Herrn Walbusch« immer wieder gelesen werden und den Couchtisch zumüllen. Zu Mutters Glück reicht eigentlich ein einziges Buch und davon letztlich die erste Seite, denn an deren Ende hat sie meist schon vergessen, was am Anfang stand. Und so beginnt die spannende Lektüre stets von neuem.

* * *

Ganz alltägliche Gebrauchsgegenstände bringen sie in Bedrängnis, denn sie ist der festen Überzeugung, sie noch »nie gesehen« oder noch »nie benutzt« zu haben. In der betreuten Wohnung stand sie zum Schluss oft ratlos vor der Kaffeemaschine und meinte: »Die habe ich noch nie bedient.« Zigmal fragte sie auch: »Wie geht das mit dem Schalter? Ich habe das noch nie gemacht!« Noch nie, noch nie! So lautet die Begleitmelodie ihres Rückzugs aus den Routinen des Erwachsenenlebens!

Neben dem Nicht-mehr-Können und Nicht-mehr-Kennen gibt es aber auch viel neues »Kennen«.

Ich frage mich, ob in solchen Momenten eine innere Rückkehr in die Kindheit stattfindet, als die kleine Gerda noch nicht bis zum Lichtschalter reichte und es im Haushalt ihrer Mutter noch keine Kaffeemaschine gab. Ich versuche mir vorzustellen, wie es sein mag, wenn man trotz intakter Sinnesorgane Dinge wahrnimmt, sie aber nicht sicher einordnen und somit auch nicht erkennen kann, und ahne, wie verunsichernd das sein muss. Mutters Zuordnung von Gegenständen klappt schon seit langem nicht mehr. Sie verstaute das Wischtuch des Badezimmers mitunter im Kühlschrank, putzte den Boden mit der Toilettenbürste und stampfte einmal Mandeln mit der Spülbürste in die Buttercremetorte, die Carlotta gerade zubereitete.

Neben dem Nicht-mehr-Können und Nicht-mehr-Kennen gibt es aber auch viel neues »Kennen«. So kennt sie Chruschtschow, Obama und einige Berühmtheiten neuerdings persönlich. Selbst China kennt sie gut, denn sie hat mich dort 2001 angeblich während meines einjährigen Aufenthaltes in Kunming besucht.

* * *

18. Mai 2012

Leidet sie? Ich weiß nur, dass sie ständig Angst hat. Dämmert ihr, dass ihre vertraute Welt auseinanderbricht? Ich weiß es nicht.

Ordnung muss sein, das war seit eh und je Mutters oberste Devise. Nur liegt ihrer Ordnung keine erkennbare Systematik mehr zugrunde. Ordnung herstellen heißt einfach, störende Dinge sofort aus dem Blickfeld zu schaffen. Sofort und an die nächstbeste verschlossene Stelle. So konnte man bereits in der betreuten

Wohnung Zahnbürsten im Bücherregal entdecken, Briefe und Rechnungen in der Waschmaschine, Spüllappen im Kühlschrank, ein Hörgerät im Sekretär, das andere in der Strumpfschublade – und fand rein gar nichts mehr. Suchaktionen wurden zur hauptsächlichen Tagesbeschäftigung der Eltern. Dieses Verhalten führt zu einer anderen Fährte des Verstehens, die auf das völlige Ausgeliefertsein an den jeweiligen Moment verweist. So konnte es vorkommen, dass Mutter beim Braten eines Schnitzels Harndrang verspürte, die Küche verließ und ihr Blick im Badezimmer auf getrocknete Handtücher fiel, die sofort gefaltet gehörten, währenddessen aus der Pfanne eine Stichflamme hochschoss und einen Küchenbrand verursachte. Auf ähnliche Weise kam es auch zu mehreren Überschwemmungen.

Dieses Ausgeliefertsein an den Moment betrifft jedoch nicht nur Handlungsweisen, sondern stärker noch die wechselnden Befindlichkeiten. Hier gibt es keinerlei Frustrationstoleranz mehr, keine Relativierung durch Erfahrungswissen. Das Hier- und Jetztgefühl füllt alles aus und kann nicht mehr benannt und reflektiert werden. So fällt mir auf, dass Sätze wie »Ich will nach Hause«, »Ich will zu meinen Eltern« oder »Hier bleibe ich nicht« oft dann fallen, wenn Mutter sich aus irgendeinem Grund nicht wohlfühlt oder wenn ihr einfach etwas nicht passt. Solche Sätze sind nicht wörtlich zu nehmen, es sind Gefühlsäußerungen. Doch das muss erst gelernt werden. Häufig reicht es aus, ihre Aufmerksamkeit auf etwas anderes zu lenken – meistens gelingt es dann, das Weinen und Klagen zum Abklingen zu bringen.

Als Angehörige muss man sich wohl oder übel von den vertrauten Kommunikationsmustern verabschieden. So wie die Mutter uns verlässt, verlassen auch wir sie als die Persönlichkeit, die wir bisher kannten. Wie immer wir zu dieser Persönlichkeit stehen mochten, ihr Verschwinden ist schmerzlich. Leidet sie? Ich weiß nur, dass sie ständig Angst hat. Hat sie eine heimliche Ahnung vom Kontrollverlust? Dämmert ihr, dass ihre vertraute Welt auseinanderbricht? Ich weiß es nicht.

* * *

Ein schwieriges Thema ist die Frage, ob die eklatanten Auffälligkeiten ausschließlich typische Ausdrucksformen der Alzheimer-Demenz sind oder ob die Krankheit bestimmte Züge ihrer Persönlichkeit und eingefleischte Verhaltensmuster verschärft. Damit schlage ich mich die ganze Zeit herum und werde immer wieder mit meiner ambivalenten Mutterbeziehung konfrontiert. Fakt ist, dass Mutter die alles beherrschende Person in unserer vierköpfigen Familie war und jeden mit ihren unvorhersehbaren hysterischen Ausbrüchen in Schach hielt. Obwohl meine Schwester und ich auch viele schöne Erinnerungen

Neue Züge kommen zum Ausdruck, die wir früher vermissen mussten: Eine ganz unerwartete Zärtlichkeit und eine ans Herz gehende Freude über unsere Besuche. Das versöhnt – mitunter.

haben, so überwiegt in der Rückschau doch die Feststellung, dass wir aus Angst vor solchen Szenen stets auf der Hut waren.

Der Vater gab aus dem gleichen Grund meistens klein bei und machte sich die Erfahrung nicht zunutze, dass seine Frau ganz zahm wurde, wenn er tatsächlich einmal energisch auftrat. So kam er uns Mädchen nicht zu Hilfe, wie unangemessen und unbegründet die mütterlichen Ausraster auch sein mochten. Im Gegenteil, selbst wenn seine Mimik und Körpersprache deutlich machten, dass er nicht mit seiner Frau einverstanden war, zwang er uns zum Nachgeben: »Das bringst Du jetzt sofort wieder in Ordnung!« – und bürdete uns damit gewissermaßen die Schuld dafür auf, dass sich die Mutter so vehement erzürnt hatte.

So erinnere ich mich immer wieder an eine Szene kurz vor Beginn meines Studiums. Ich erzählte den Eltern am Küchentisch, wie sehr ich mich darauf freute, bald ein eigenes Budget verwalten zu können. Wenn ich es geschickt anstellte, meinte ich, könnte ich sicher etwas Geld erübrigen, um mir ein paar Kosmetika zu kaufen. Bislang hatte ich mich mit Wasser und Seife begnügen müssen. Fortan aber wollte ich gerne wie meine Klassenkameradinnen Reinigungsmilch und Gesichtslotion benutzen. Alle schwärmten damals von Ellen-Betrix-Produkten. Als zusätzliches Luxusobjekt erwähnte ich dann noch einen Eyeliner. Als Mutter dieses Wort hörte, schaute sie mich an, als sei ich die Verderbtheit in Person, rannte aus der Küche ins Schlafzimmer und warf sich heulend auf das Ehebett. Ich verstand die Welt nicht mehr. Vater offensichtlich auch nicht. Dennoch forderte er mich auf, mich sofort zu entschuldigen.

Obwohl er auch nicht billigte, dass Mutter im Streit manchmal handgreiflich wurde und uns Kinder schlug, ist er in solchen Momenten nie dazwischengetreten. Vor einiger Zeit erzählte er mir, dass er deswegen oft mit ihr gestritten habe, wenn wir schliefen. Von ihren Erziehungsmethoden, die sie von ihrer eigenen Mutter übernommen hatte, ließ sie sich aber nicht abbringen.

Seine offensichtliche Konfliktscheu legte den Grundstein dafür, dass wir Töchter ebenfalls keine gute Konflikt- und Streitkultur entwickelten. Das war das eine. Das andere war, dass sich letztlich alles um die Mutter drehte, die stets ihren Willen bekam, und dass alles unternommen wurde, um sie zufriedenzustellen und ihre Hysterie zu unterbinden. Und schließlich entstand bei uns Töchtern eine generalisierte Habachthaltung. Wir schnappten die geringsten Schwingungen auf, die darauf hindeuten konnten, dass ihre Stimmung aus dem Ruder lief. Carlotta erzählt, dass sie schon morgens, wenn die Mutter aus dem Schlafzimmer trat, genau wusste, ob es an diesem Tag zu Zusammenstößen mit ihr kommen würde oder nicht. Und ich hatte mein Leben lang ein feines Gespür für geringste Dissonanzen, aber auch für atmosphärische Anziehungen.

Wie belasten die Kindheitserfahrungen heute meine Haltung zur schwerkranken Mutter? Den aufbrausenden Charakter hat sie weiterhin. Bei ganz unwägbaren und nicht vorhersehbaren Anlässen kommt ihre alte szenische Macht zum

Ausbruch, und ihre sich überschlagende Stimme und die wütenden Augen wecken die Erinnerung an längst vergangene Vorkommnisse. In solchen Momenten fällt es mir schwer, einfühlsam, tröstend oder beruhigend zu reagieren. Ich bin nur noch genervt und abwehrend.

Neuerdings kann ich auch Groll zugeben: Ohne es zu wollen, hat es diese Frau mit ihrer Krankheit geschafft, dass sich in der Familie weiterhin alles um sie dreht. Andererseits kommen aber auch neue Züge zum Ausdruck, die wir früher vermissen mussten: Eine ganz unerwartete Zärtlichkeit und eine ans Herz gehende Freude über unsere Besuche. Das versöhnt – mitunter.

Die Last des zunehmenden Betreuungsbedarfs drückt schwer. Der größte Teil lag jedoch jahrelang allein auf den Schultern unseres Vaters, der weiterhin die Meinung vertrat, Mutter sei »die Wichtigste«, und diese Einstellung auch von uns erwartete. Dem widersprachen wir mit Nachdruck und betonten, dass wir alle gleichermaßen wichtig seien. Immer wieder versuchten wir, auch ihn von notwendigen Entlastungen zu überzeugen. Es gelang erst nach mehreren dramatischen Zwischenfällen und als klar geworden war, dass man Mutter keine Minute mehr aus den Augen lassen konnte, ihn schließlich zum Umzug in ein Pflegeheim zu bewegen.

* * *

Die neue Situation vollstationärer Pflege erleichterte ihn sofort. Selbst nächtlichen Rundgängen der Schwestern im Zwei-Stunden-Takt stimmte er zu. Doch zu unserem großen Erstaunen schlug damit die Haltung seiner kranken Frau gegenüber um. Als er alleine mit ihr lebte, gab es nichts anderes als Selbstverleugnung; nun schien nur noch Raum für Ablehnung und Gereiztheit zu sein. Undenkbar bisher: Nach kaum zwei Wochen Heimaufenthalt gestand er, dass er heimlich mit dem Gedanken gespielt habe, in getrennten Heimzimmern zu leben. Entdeckt er die Berechtigung eigener Bedürfnisse?

> ***Die Wahrnehmung atmosphärischer Schwingungen bleibt intakt. Oder wie eine Krankenschwester es einmal ausdrückte: »Im Herzen wird man niemals dement!«***

Carlotta ist besorgt und möchte verhindern, dass sich der Vater in die ablehnenden Gefühle hineinsteigert. Ich tröste ihn, sichere ihm Verständnis zu, betone aber auch, dass es ganz wichtig sei, keine Schuldgefühle zu entwickeln, wenn eine über kurz oder lang sowieso anstehende Trennung erfolgen wird.

Mir tut aber auch die Mutter leid, einmal ganz besonders stark, als sie mich auf die Seite nahm und mir zuflüsterte: »Du, im Moment läuft es nicht so gut zwischen uns!« Die kognitiven Fähigkeiten mögen in dieser Abwärtsspirale immer mehr verloren gehen, aber die Wahrnehmung atmosphärischer Schwingungen bleibt selbst im fortgeschrittenen Stadium einer Demenz intakt. Oder wie eine Krankenschwester es einmal ausdrückte: »Im Herzen wird man niemals dement!«

* * *

19. Mai 2012

Mutters Ordnungsmaximen waren unerbittlich und darüber hinaus stets moralisch überhöht. Ich muss heute darüber lächeln, aber sie brachte es tatsächlich fertig, empörte Sätze von sich zu geben wie z. B.: »Was sind das nur für Menschen, die den Klodeckel nicht schließen!« Jeder war ihr moralisch suspekt, der ihre Ordnung in Frage stellte oder darauf hinwies, dass es ebenso ganz andere Ordnungsmuster geben könne. Ich dachte schon früh, dass ihr fanatischer Ordnungs- und Sauberkeitswahn auf ein inneres Chaos verweist, das es stets in Schach zu halten galt. Und dieses muss ihr Leben lang gewaltig gewesen sein, denn der Ordnung und Sauberkeit widmete sie ihre Hauptenergie. Sicher versuchen alle dementiell Erkrankten, ihre berstende Welt durch ständiges Auf- und Umräumen zusammenzuhalten. Im Falle meiner Mutter führt dies aber auch etwas fort, was schon immer bestand.

Ihre berstende Welt versucht sie durch ständiges Auf- und Umräumen zusammenzuhalten.

* * *

20. Mai 2012

Mir fällt auf, dass Mutter seit einiger Zeit ihre negativen Gefühle stets auf andere projiziert. Ich denke z. B. an Vaters Physiotherapeutin, eine ausgesprochen angenehme Person, die sie bei ihren Hausbesuchen in der betreuten Wohnung stets dazu einlud, gratis an den therapeutischen Übungen teilzunehmen. Von einem Tag zum anderen fiel die Frau in Ungnade, und bei ihrem Eintreffen hüllte sich Mutter demonstrativ in Schweigen und würdigte sie keines Blickes. Als ich nach einer Begründung fragte, erklärte sie mir, Frau G. sei »frech« zu ihr gewesen. Auf mein Erstaunen hin wurde sie heftig. Es wäre keiner von uns dabei gewesen und an genau dieser Stelle vor dem Esstisch wäre Frau G. »frech« geworden. Ich vermute jedoch, dass sie schlichtweg eifersüchtig auf die Physiotherapeutin war, die sich am Körper ihres Ehemannes zu schaffen machte. Sie, die doch für ihren Mann zuständig war, fühlte sich wohl übergangen und überflüssig.

> ***Uns allen aber blieb der Bissen im Halse stecken, als sie das erste Mal nicht realisierte, wo sie war.***

Meine Deutung: Ihre negativen Gefühle kann sie nicht benennen, und so projiziert sie diese als Frechheit auf unliebsame Personen. Ähnliches spielt sich in ihrer Beziehung zu Kai ab, dem Lebensgefährten meiner Schwester. Dieser fand seit jeher keine Gnade in ihren Augen und seit zig Jahren rät sie der Tochter immer wieder, ihn auf den

Blocksberg zu schicken. Um ihrer Aversion starken Ausdruck zu verleihen, erzählte sie einmal, sie sei kürzlich unangemeldet bei Carlotta aufgetaucht. Als Kai sie gesehen habe, sei er frech geworden und habe ihr die Tür vor der Nase zugeschlagen. Auch die Frau eines Neffen kann Mutter nicht leiden. In früheren Tagen bezeichnete sie diese lediglich als langweilig und fade. Neuerdings behauptet sie, die junge Frau sei ebenfalls »frech« zu ihr gewesen. Doch selbst Carlotta, die die Mutter einige Tage bei sich beherbergte, als Vater im November 2011 im Krankenhaus lag, und die sich die größte Mühe gab, um ihr den Aufenthalt so schön und angenehm wie nur möglich zu machen, musste hören, wie sie sich am Krankenbett des Vaters über ihre angebliche Frechheit beklagte. Carlotta war tief gekränkt und zeigte das auch. Später machte sie sich deshalb Vorwürfe, weil sie annahm, dass ihr kühleres Verhalten der Auslöser dafür gewesen sei, dass Mutter in der Nacht unruhig wurde und ihren Darm über dem Wäschekorb entleerte. Im gleichen Zeitraum schlief ich mehrere Nächte bei ihr. Als sie ihr Schlafzimmer abschließen wollte und nicht davon abließ, sagte ich schließlich mit Nachdruck, man schließe keine Schlafzimmer ab. Daraufhin wurde sie böse: »Ich kann Dein Gesicht nicht mehr sehen!« Sie lenkte allerdings sofort wieder ein, als ich in ruhigem Ton konterte: »Okay, dann packe ich jetzt meine Sachen und fahre nach Hause!« Selbst ihr Ehemann ist angeblich mitunter »frech«. Wenn ich dann erstaunt nachfrage, macht sie ein beleidigtes Gesicht: »Du hast ja keine Ahnung, was der mir alles angetan hat.«

* * *

Wir saßen heute im Garten und plauderten. Mutter: »Du, ich muss unbedingt mal nach Hause und nachschauen, wie es den Eltern geht. Mein Vater ist ja noch rüstig, aber meiner Mutter geht es nicht so gut. Und ich weiß nicht, ob mein Vater das alles alleine schafft. Der ist ja schon 85!« Ich verkniff mir die Bemerkung, dass er 85 Jahre alt war, als er starb. Nach einigen Minuten meinte ich: »Du, Gerdchen, am Mittwoch hast Du ja Geburtstag. Wie alt wirst Du eigentlich?« Mühsam errechneten wir gemeinsam das Alter von 88 Jahren. Sie stellte keine Verbindung zwischen den beiden Gesprächssträngen her, und ich schmunzelte bei dem Gedanken, dass nicht jeder einen Vater hat, der drei Jahre jünger ist als man selbst.

Zwar kann Mutter ihr Geburtsdatum korrekt angeben, nicht aber ihr Alter. Wenn jemand sie danach fragt, antwortet sie lachend: »Man ist so alt wie man sich fühlt.« Oder: »So alt wird keine Kuh.« Vermutlich kommt sie sich oftmals ganz jung vor. Eines Tages berichtete sie mir vom angeblichen Besuch eines Freundes aus ihren Kindertagen: »Das ist wirklich ein netter junger Mann geworden!« Sollte es stimmen, dass sie sich bisweilen als junges Mädchen oder junge Frau wahrnimmt, wundere ich mich nicht mehr, wenn sie dann unseren Vater nicht erkennt: So ein alter Mann! Das kann doch gar nicht ihr Ehemann sein!

Neulich fragte sie ihn, ob sie eigentlich verheiratet seien. Ich hatte daraufhin scherzhaft gemeint: »Ihr schlaft doch in einem Bett!« Mutter antwortete ganz kess: »Na und!« Solch eine Antwort hätte ich vor 40 Jahren sicher gerne gehört, doch damals gab es nur den moralischen Imperativ.

* * *

Mutters räumliche Orientierung geht zusehends verloren. Auch nach vier Jahren stellte sie in der betreuten Wohnung immer wieder die Frage, wo denn die Toilette sei und wo die Küche. Im Pflegeheim findet sie den Weg zum Schlafzimmer oder ins Badezimmer nur mit Vaters Hilfe. In markanter Erinnerung bleibt das Mittagessen am zweiten Weihnachtstag 2010 in der Seniorenresidenz. Mutter schaute sich intensiv ein Bild über dem Essplatz an und meinte, es sei seltsam, aber genau solch ein Bild hätten sie auch. »Wie kommt das denn hierher?« Alle bemühten sich beflissen zu sagen: »Aber das ist doch Dein Zuhause!« Ungläubig fragte sie nach diesem und jenem Einrichtungsgegenstand. Dann trat Stille ein, aber es arbeitete sichtlich in ihr. Nach einer Weile meinte sie: »Es tut mir leid, aber ich muss doch nochmal nachfragen …« Sie wirkte wie eine Feldforscherin, stellte präzise Fragen und konnte doch nicht den Schritt zu der Erkenntnis schaffen, dass sie sich in ihren eigenen vier Wänden befand. Schließlich tröstete sie sich selber und meinte, »Ich schau mir das morgen nochmal genau bei Tageslicht an.« Uns allen aber blieb der Bissen im Halse stecken, war es doch das erste Mal, dass sie nicht realisierte, wo sie war.

Wenige Wochen später kam sie eines Abends aus dem Fernsehzimmer und meinte wieder einmal: »Das ist ja wie bei uns, aber wie kann das sein? Wir sind doch gar nicht in unserer Wohnung.« »Doch«, antwortete ich, »komm, ich zeige Dir alles.« Dann nahm ich sie an die Hand und führte sie herum, speziell zu ihrem Nachttisch, der sich immer wieder als verlässlicher Anker erwies. Es tat mir weh zu sehen, wie sehr sie sich anstrengte. Als es nicht klappen wollte, räsonierte sie: »Vielleicht haben mich die Fernsehbilder ein wenig herausgerissen.« Doch dann verlor sie endgültig den Kampf: »Nein, nein, das ist zwar wie bei uns, aber wir sind nicht bei uns. Der Heinrich wird aber heute Nacht hierbleiben wollen, und ich habe nicht einmal ein Nachthemd dabei. Morgen will ich aber heimfahren!« Ich ging mit ihr zum Bett und zog das Nachthemd hervor. Da beruhigte sie sich.

* * *

Der monatelange Krankenhausaufenthalt meines Vaters 2009 bewirkte zweifellos einen starken Schub in der Entwicklung von Mutters Demenzerkrankung. Anfangs realisierte sie nicht, an welchen Krankheiten ihr Mann litt, und auf telefonische Nachfragen von Bekannten und Verwandten erzählte sie immer, er habe »die Grippe«. Auch heute sind ihr seine vielfältigen Gebrechen nicht bewusst, obwohl er häufig Schwindelanfälle hat, nach der operativen Entfernung von krebsbefallenen Stellen wochenlang mit einer auffälligen Salbe im Gesicht herumlief, sein Augenlicht sehr stark nachgelassen hat und er kaum noch gehen kann.

Es ist, als habe sie einen geheimen Pakt mit dem Leben geschlossen: »Wenn ich schwach, klein und hilflos bin, kann er mich doch nicht im Stich lassen! Er sieht doch, wie sehr ich ihn brauche.«

Wenn wir dann über diese oder jene Krankheitserscheinungen sprechen, fragt sie immer bass erstaunt: »Bist Du denn krank?« Heinrich als kranker Ehemann hat keinen Platz in ihrer Vorstellung; vermutlich deshalb nicht, weil sie es als zu bedrohlich empfinden würde. Grippe ist sozusagen das äußerste Akzeptable, denn da braucht man sich nur ein paar Tage ins Bett zu legen, um sich auszukurieren.

Zurück ins Jahr 2009. Ab einem bestimmten Moment wurde es notwendig, Tag- und Nachtwache am Krankenbett des Vaters zu halten, der infolge einer Medikamentenvergiftung einige Wochen lang geistig verwirrt war und bei seinen ständigen Versuchen, aus dem Bett zu klettern, bereits mehrere Rippenbrüche erlitten hatte. Das Krankenhauspersonal hatte uns unmissverständlich zu verstehen gegeben, dass es seine Sicherheit nicht gewährleisten könne. So gut es bei voller Berufstätigkeit ging, wechselten sich meine Schwester und ich ab. Bei der beträchtlichen Entfernung zwischen dem Krankenhaus und der Seniorenresidenz blieb kaum Zeit, sich in diesen Wochen und Monaten um unsere Mutter zu kümmern.

Unsere Sorge um sie wurde jedoch durch erstaunliche Nachrichten über eine neu gewonnene Selbständigkeit gemildert, die uns aus der Residenz erreichten. Vor dem Krankenhausaufenthalt hatte Vater sie schon seit geraumer Zeit keine Minute mehr aus den Augen gelassen. Er ließ sie aus Angst, sie könnte sich verlaufen, nirgendwohin alleine gehen und nahm ihr alle Gänge ab. Damit trieb er sie unbewusst immer weiter in die Unselbständigkeit und in eine zunehmende Passivität. Doch plötzlich telefonierte sie selbständig, konnte den Fernseher bedienen, vereinbarte Friseur- und Pediküre-Termine, ging täglich einkaufen, zog sich chic an, um regelmäßig das Bewohner-Café aufzusuchen, und unterhielt sich mit Hinz und Kunz. Wenn sie mir von ihren Aktivitäten berichtete, konnte ich spüren, dass sie stolz auf sich war. Vorgreifend sei gesagt, dass all diese Errungenschaften schlagartig verloren gingen, sobald Vater wieder über die Schwelle der Wohnung trat. Ja, es sieht sogar so aus, als habe die Abhängigkeit von ihrem Mann seither weitaus größere Dimensionen angenommen.

Während der Krankenhauszeit erleichterten uns die Berichte aus der Seniorenresidenz, da uns unser Einsatz physisch wie psychisch viel Kraft abverlangte. Mutter einen Besuch im Krankenhaus zu ermöglichen, war mit einem ungeheuren Zeitaufwand verbunden, da wir neben der Fahrt zur betreuten Wohnung, der Hin- und Rückfahrt zum und vom Krankenhaus anschließend noch entweder in die eigene Wohnung oder aber zum Wache-Halten erneut zu Vater fahren mussten. Einen solchen Aufwand schafften wir nur gelegentlich. Mein delirierender Vater und meine demente Mutter kommunizierten dann in wunderbarem Einklang. Er: »Mein Cousin Erich hat mich heute besucht.« Sie: »Welche Überraschung, woher weiß der denn Deine Adresse?« Er: »Von Hannelore (Mutters längst verstorbene Schwester).« Sie: »Das ist aber schön, dass sie ihm weitergeholfen hat.« Er ein anderes Mal: »Auf ihrem Grab wächst nun ein Wunderbaum und viele Leute pilgern dahin.« Sie: »Auf wessen Grab?« Er: »Na, von unserer Nachbarin. Das war doch eine Mörderin!« Sie: »Was Du nicht sagst! Eine Mörderin? Ehrlich?« Er: »Ja, genau, das war eine Mörderin!« Sie: »Das wusste ich ja gar nicht! Gut, dass Du es mir sagst.«

Doch dann betraten meine Schwester und die Mutter eines Tages das Krankenzimmer und trafen vollkommen unvorbereitet auf einen komatösen Vater, bei dem ich gerade Wache hielt. Sein Zustand hatte sich sehr plötzlich dramatisch verschlechtert, und sein Anblick muss ein Schock für Mutter gewesen sein. In der gleichen Nacht wurde uns mitgeteilt, dass Vater wahrscheinlich sterben werde. Es sei ungewiss, ob noch in dieser Nacht oder erst in ein paar Tagen. Diese Aussage verstand Mutter sehr genau, und sie war schlagartig hellwach. Wenn die Prognose auch nicht eintrat, so hat sie doch der Gedanke, alleine übrig bleiben zu müssen, tiefer in die Demenz und in die Abhängigkeit von ihrem Mann getrieben. Es ist, als habe sie einen geheimen Pakt mit dem Leben geschlossen: »Wenn ich schwach, klein und hilflos bin, kann er mich doch nicht im

Stich lassen! Er sieht doch, wie sehr ich ihn brauche.« Und dies scheint ja auch in der wechselseitigen Abhängigkeit des alten Paares weitgehend zu funktionieren. Das Gefühl, für seine Frau da sein zu müssen, war bislang Vaters wirkmächtigste Triebfeder für seinen Lebenswillen und die Kraft, sich immer wieder von schweren Krankheiten zu erholen.

* * *

21. Mai 2012

Fernsehen ist eine kritische Beschäftigung geworden, weil Mutter die Bilder mit der Wirklichkeit verwechselt. Wenn sie Obama sieht, kennt sie ihn gut, denn er ist ja in ihrem Wohnzimmer. Schlimmer ist, dass sie stets denkt, dass sich nach dem Ausschalten des Gerätes noch Leute in ihrer Wohnung tummeln. Dann hat sie große Angst und will sämtliche Türen abschließen. In der Seniorenresidenz hatte Vater daher die Schlüssel zur Toilette und zum Schlafzimmer an sich genommen. Auch hat er seit einiger Zeit das Fernsehen auf das Minimum der Abendnachrichten reduziert. An diesen ist Mutter immer noch interessiert: »Man muss doch wissen, was so alles in der Welt passiert!« Sie diskutierte bis vor kurzem auch noch gerne über Politik, kannte viele Persönlichkeiten des öffentlichen Lebens mit

Entmachtung führt zu einem Gefühl von Ohnmacht und Wertlosigkeit. Doch ist es schwer, stets darauf Rücksicht zu nehmen.

Namen und hatte fixe Attribute für sie parat. Besonders ungnädig fielen ihre Urteile über Politikerinnen aus: »Geh mir weg mit der Merkel, diesem Tränentier!« Und »die« von der Leyen ist in ihren Augen nur »eine blöde Kuh«.

* * *

Mutter unterhält sich gerne mit anderen Menschen und liebt Geselligkeit und Abwechslung. Auch wünscht sie sich sehnlichst, eine Freundin zu finden. Doch gibt es da etliche Hindernisse. Erstens greift sie, sobald ein Gespräch sie überfordert, auf Versatzstücke eingespielter Konversationsmuster zurück, die unglücklicherweise immer seltener passen. Zweitens fragt sie zigmal das Gleiche, obwohl man ihr bereits mehrmals hintereinander geantwortet hat, wohin die Reise im Urlaub ging. Das allerdings fällt auf, und die Leute entziehen ihr schnell das Interesse. Und dann gibt es das leidige Problem, dass sie sich weigert, ihre Hörgeräte zu tragen. Ich regte mich jahrelang darüber auf, weil ich jeden Satz brüllend wiederholen musste und die störrische Verweigerung als weiteren Ausdruck dessen empfand, dass sich alles ihr anzupassen hatte. Sie hört nicht nur Gesprächsstücke nicht, sondern versteht natürlich ständig falsch, was zu dauernden Missverständnissen und unsinnigen Erwiderungen führt sowie zu dem permanenten Misstrauen, man rede über sie. Dies führt dann zum Gefühl des Ausgeschlossenseins. Das belastet die Kommunikation zusätzlich. Letztlich erscheint es sehr fraglich, ob überhaupt noch genügende soziale Kompetenz besteht, um auf neue Menschen zuzugehen – trotz aller Sehnsucht danach.

* * *

Meine früheren Ausführungen über »freches« Verhalten müssen noch ergänzt werden. Dabei kam ich im Fall der Physiotherapeutin auf Eifersucht als Motiv. Eifersucht darauf, dass andere etwas machen, was eigentlich ihr zufallen müsste, was sie aber nicht (mehr) kann. Dies war 2009 während der langen, schweren Krankheit des Vaters ebenfalls zu beobachten. Er brauchte damals Hilfe bei allen körperlichen Verrichtungen. Nachdem wir unsere Schamschwelle überwunden hatten, schafften es meine Schwester und ich bald recht routiniert, ihn zu windeln, zu füttern, anzuziehen und ihm die Urinflasche anzulegen. Mutter rebellierte zwar nicht offen, aber es passte ihr nicht, und sie fühlte sich ausgeschlossen. Dieses Gefühl hat sich auf alle Bereiche ausgeweitet, in denen sie früher eine bestimmende Rolle spielte. Die Verwaltung der Finanzen hat der Vater längst an mich abgetreten. Er fühlt sich entlastet, sie fühlt sich entmachtet: »Geldsachen gehen die Kinder nichts an.« Wenn ich mit Vater an der Steuererklärung arbeite, fühlt sie sich als fünftes Rad am Wagen, und wenn ich mit ihm zu Ärzten fahre, fühlt sie sich ebenfalls außen vor. Ein markantes Ereignis war auch, als wir Töchter einmal die Feuerwehr für einen sofort notwendigen Krankenhaustransport riefen, sie das keineswegs einsehen mochte und schließlich empört rief: »Ich bin schließlich seine Frau!«

Entmachtung führt zu einem Gefühl von Ohnmacht und Wertlosigkeit. Doch ist es schwer, stets darauf Rücksicht zu nehmen. Ihre Oberherrschaft in der Küche hat sie allerdings bis zum Umzug in das Pflegeheim mit eiserner Energie verteidigt. Es fing mit einer Ganztagspflegerin an, deren Einzug in die Wohnung unumgänglich war, als Vater 2009 nach fünfmonatigem Krankenhausaufenthalt als Pflegefall nach Hause kam. Frau P. kümmerte sich um alles, um die Pflege, den Haushalt, die Einkäufe und die Zubereitung der Mahlzeiten. Das war zu viel des Guten für Mutter, die keine Einsicht in die Notwendigkeit fremder Hilfe hatte und in einer Weise gegen die junge Frau hetzte, dass der Vater trotz besseren Wissens in das gleiche Horn blies. Die Eltern führten sich in einer Weise auf, dass sich Carlotta und ich uns ihretwegen schämten. Die junge Frau musste nach vier Wochen gehen, und Mutter nahm ihre Haushaltsherrschaft wieder auf. Doch schaffte sie es nicht mehr. So kam zweimal pro Woche eine Haushaltshilfe. Die Küche durfte sie nicht anrühren, und ihre gut gemeinten Kontrollen des Kühlschranks, um verdorbene Lebensmittel zu entsorgen und Fehlendes auf die Einkaufsliste zu setzten, wurden als ungemein ungehörig und übergriffig kritisiert. Über all ihre Aktivitäten wie Putzen, Bügeln und Einkaufen wurde nur geschimpft. Mutter wollte sie immer wieder »in die Wüste schicken« und sprach diese Worte auch dann lautstark ins Ohr ihres Mannes, wenn die Frau in nur zwei Metern Entfernung hantierte. Sie ärgerte sich wohl auch darüber, dass sich Frau G. bei Fragen stets an den Vater wandte und nicht an sie. Von außen betrachtet war dies nur allzu verständlich. Da Mutter sich weigerte, das Hörgerät zu tragen, war die Kommunikation mit ihr schwierig und sicher auch nervig. Vater sah sehr wohl die Notwendigkeit einer Haushaltshilfe und hätte sie auch gerne öfter kommen lassen, pflichtete aber Mutters ablehnenden Kommentaren bei, wenn die Frau nicht zugegen war.

* * *

Die Frage, ob man glücklich sei, wurde sowieso nie gestellt.

Beim Einzug in das Pflegeheim hatten wir Töchter große Angst davor, wie unsere Mutter wohl auf den Verlust einer eigenen Küche und auf die täglich auftauchenden Putzkräfte reagieren mochte. Wir malten uns schon die schlimmsten Tobsuchtsanfälle aus. Zu unserem größten Erstaunen passierte gar nichts. Sie geht schön dreimal täglich in den Speisesaal, und bisher wurde noch kaum eine Klage über mangelnde Sauberkeit laut, obwohl keine ihrer früheren Haushaltshilfen ihren Ansprüchen jemals gerecht geworden war. Dies könnte als eine große Anpassungsleistung gesehen werden. Oder erinnert sie sich nicht mehr an ihre »Küchenwelt«? Ein solches Vergessen wäre weitaus schlimmer als die befürchteten Wutanfälle, weil es einen drastischen Krankheitsschub offenbaren würde. Vielleicht empfindet sie auch nur eine geheime Erleichterung. Das würde jedoch bedeuten, dass ihr zumindest manchmal bewusst wurde, dass sie vor allem das Kochen nicht mehr schaffte. Die einfachsten Zubereitungen gingen daneben, Salz und Zucker wurden verwechselt, Essen verbrannte regelmäßig und nicht einmal das Aufwärmen von mitgebrachten Speisen gelang. Als es mit der Menüzusammenstellung nicht mehr so recht klappte, stellte ich ihr tiefgefrorene Gerichte vor und wärmte sie zusammen mit ihr auf. Doch erwies sich der Versuch als vergeblich, da sie die drei Zeilen auf der Packung nicht mehr verstehen konnte, in denen die Zubereitung beschrieben wurde. Schließlich wurde meistens nur noch kalt gegessen. Sollte sich Mutter der zunehmenden Defizite manchmal bewusst gewesen sein, so muss sie sehr darunter gelitten haben, denn sie baute einen Großteil ihrer Identität auf dem Bild der perfekten Hausfrau und Köchin auf. Nicht mehr können, was man ein Leben lang so mühelos beherrschte, bringt ein Gefühl der Wertlosigkeit mit sich und deprimiert. Mutter war immer maßlos im Arbeiten. Wenn heute die Arbeitsergebnisse auch nicht mehr stimmen, so versucht sie doch weiterhin, überbordende Arbeitsenergie an den Tag zu legen. So scheuerte sie in der betreuten Wohnung das Spülbecken nach dem Mittagessen zehnmal hintereinander, bis ihr die Schweißperlen überall herunterrannen. Vielleicht tröstet sie die Erschöpfung: Sie ist dann in ihrer Eigenwahrnehmung allem zum Trotz immer noch die Alte. In die gleiche Richtung geht vielleicht, dass sie ständig von ihrer Arbeit als

Buchhalterin erzählt. Diese Phase ist abgeschlossen, und wahrscheinlich ist das ja das Wohltuende und Aufbauende an dieser Geschichte, dass sie sich nicht mehr beweisen muss.

Nachdem die beiden Töchter aus dem Hause waren, wurde sie gegen den anfänglichen Widerstand ihres Ehemannes Buchhalterin in einem großen Reisebüro und ging völlig in ihrer Arbeit auf. Wenn man ihr zuhörte, gab es nichts Bedeutenderes als eben Buchhaltung. Mein Vater, der einen Bundesbahnbetrieb mit zweihundert Mitarbeitern leitete, versank daneben fast in Bedeutungslosigkeit. Jedenfalls fand Mutter große Anerkennung und wurde wegen ihrer Gründlichkeit und ihres legendären Gedächtnisses derart geschätzt, dass sie noch bis zum Alter von siebzig Jahren regelmäßig arbeitete.

Offenkundig brachte ihre späte Berufstätigkeit neue Frische in den Ehealltag. Das bestätigen beide Elternteile. Jeder hatte abends etwas Eigenes zu erzählen, man konnte sich auch finanziell mehr erlauben, und Mutter ist noch heute stolz auf ihre eigene Rente.

Mehrere Möglichkeiten einer Deutung bieten sich an. Erstens passte Buchhaltung perfekt zu ihrem grundlegenden Streben nach Ordnung. Zweitens schwingt Stolz auf Selbstverwirklichung in ihren Erzählungen. Vielleicht hatte sie von etwas anderem geträumt als von einem jahrzehntelangen Leben als Hausfrau und Mutter. Vielleicht wäre sie gerne Geschäftsfrau geworden, denn ich erinnere mich, wie sie in jungen Jahren oftmals davon schwärmte, wie schön es sein müsse, ein Handarbeitsgeschäft zu führen. Hätte sie gerne kinderlos gelebt? Das ist schwer zu sagen, und ihre zornigen Worte während eines Streites, wenn sie noch einmal zu entscheiden hätte, würde sie keine Kinder mehr bekommen, sind wohl eher ihrer Art zuzuschreiben, sich mit harten Sätzen Luft zu verschaffen. Und doch: Kinderwünschen stand sie letztlich immer ablehnend gegenüber. Wenn meine mittlerweile 32-jährige Tochter manchmal davon spricht, dass sie sich Kinder wünscht, tut sie das sofort mit einer abwehrenden Handbewegung ab und meint, dafür sei es noch viel zu früh. Auf die Bemerkung, sie selber sei ja schon mit 22 Jahren Mutter geworden, antwortet sie dann etwas herablassend, sie sei schließlich reifer gewesen. Meine Schwester blieb kinderlos, und für Mutter schien dies das Normalste der Welt zu sein. Nie hat sie auch nur nachgefragt, ob sie das so gewollt habe oder bedaure. Als ich mit 30 Jahren das erste Mal schwanger war, meinte sie bei einem Besuch, das Beste wäre wohl, es käme zu einer Fehlgeburt. Diesen Satz vermag ich ihr leider noch heute nicht zu verzeihen. Die Schwangerschaft nahm kein gutes Ende. Während Vater sofort nach Paris reiste, um mir beizustehen, zeigte Mutter keinerlei Anteilnahme. Als ich mit Maya schwanger war, kündigte sie an, den »Bastard« niemals sehen zu wollen. Damit reagierte sie auf meine grundsätzliche Ablehnung einer Heirat. Dann hielt sie es aber doch nicht aus, strickte als Erste Babysachen und reiste mit dem Nachtzug an, um bei der Geburt dabei zu sein. Ja, so war meine Mutter: Sie brauste auf, konnte sehr verletzend werden – und dann war für sie wieder alles in Ordnung. Vorbei und vergessen! Leistete diese Art des Vergessens bereits dem »Großen Vergessen« in der Alzheimer-Demenz Vorschub? Was sie manchmal mit ihren Szenen und krassen Aussprüchen anrichtete, war ihr jedenfalls mit Sicherheit niemals bewusst und führte dementsprechend auch nicht ansatzweise zu einer Selbstreflexion.

Wäre sie lieber ledig und berufstätig gewesen? Auch das ist schwer zu beantworten. Trotzdem drängt sich mir die Frage auf, ob sie den Traum von einem glücklichen Leben nicht in der Kombination von Berufstätigkeit, Ehelosigkeit und Kinderlosigkeit verwirklicht sah. Meine Männerbeziehungen waren nicht sonderlich stabil, und es ist außerordentlich auffällig, dass Mutter es stets als ausgesprochen normal ansah, wenn ich wieder männerlos lebte. Es war, als wäre dann die Welt in Ordnung. Nie kam ein Bedauern oder auch nur die mitfühlende Frage, wie es mir damit gehe. Die Frage, ob man glücklich sei, wurde sowieso nie gestellt. Vater war da allerdings nicht besser. Auch für ihn war die Welt nur dann in »Unordnung«, wenn seine Töchter mit einem Mann zusammenlebten.

* * *

22. Mai 2012

Im Oktober 2010 feierten meine Eltern ihre Eiserne Hochzeit. Neben Wein und anderen Geschenken legte Vaters Schwester einen Briefumschlag mit 100 Euro als kleinen

Ich wollte zwar nie so sein oder werden wie Mutter, aber etwas habe ich doch von ihr: eine unermüdliche Energie.

Obolus für eine geplante Ferienreise auf den Couchtisch. Mutter öffnete ihn und nahm das Geld sofort mit besitzergreifender Geste an sich. Auf unsere Bemerkung hin, das sei gar nicht persönlich für sie gedacht, sondern für den gemeinsamen Urlaub, wurde sie böse, zog mit dem Schein ab und versteckte ihn. Er blieb mehrere Tage verschollen, bis meine Schwester ihn, einer Eingebung folgend, eingeklemmt unter dem Drehteller der Mikrowelle fand. Geld ist ein zunehmend wichtiges Thema geworden. Stets klagt sie und kann sogar in Tränen darüber ausbrechen, dass sie kein Geld hat. Auch kommt sie immer wieder darauf zu sprechen, dass sie ganz alleine über ihre Rente verfügen will. Nun ist es so, dass alle laufenden Ausgaben aus Vaters Portemonnaie bezahlt werden. Vielleicht verstärkt das ihr Gefühl, keine finanzielle Autonomie zu haben – und das entspricht nun einmal den Tatsachen. Dass sie dennoch reichlich Bares in diversen Portemonnaies, Brillenetuis und anderen Behältnissen hat, weiß sie nicht mehr. Schon in den letzten Bottroper Jahren bewahrte sie ihr Geld an ständig wechselnden Stellen auf, wusste damals aber immer genau wo. Sie kam sich unglaublich pfiffig vor und glaubte, dass kein Einbrecher jemals fündig werden könnte. Mal bunkerte sie ihr Bargeld in einem Bräter im Wirtschaftskeller, mal in einer zusammengerollten Socke im hintersten Eck ihrer Strumpfschublade. Lange hatte dann eine gefaltete Plastiktüte als Versteck Hochkonjunktur, die sie mit zig anderen Plastiktüten und Stoffbeuteln im Flurschrank aufbewahrte. Auch ein ausrangiertes Sofa mit abnehmbaren Bezügen erschien ihr eine Zeitlang als bombensicherer Aufbewahrungsort. In Berlin verlor sie bald jeglichen Überblick. Beim Ausräumen der Wohnung fanden Carlotta und ich 630 Euro, versteckt an zahlreichen Stellen, die sie vergessen hatte. Findet sie bei ihren unablässigen Wühlaktionen tatsächlich ein paar Scheine, zählt sie diese stundenlang. Dass sie noch weiteres Geld hat, weiß sie nicht. Sie ist überzeugt, sie sei arm wie eine Kirchenmaus. Da nützt es nichts, dass ihr der Vater stets wiederholt, welche Summe sie auf dem Konto haben – sie fühlt sich arm, Schluss aus.

* * *

Nochmals zurück zur Berufstätigkeit als Zeit mühelosen Funktionierens: An dieses positive Selbstbild knüpft Mutter gerne an und äußert regelmäßig den Wunsch, wieder arbeiten zu gehen. Doch ja, trotz ihres Alters! Den kleinen Hinweis, dass sich inzwischen die Arbeitsverhältnisse grundlegend verändert hätten und die Computerisierung alles beherrsche, schiebt sie dann mit dem Hinweis beiseite, sie könne sich flott einarbeiten. In ähnlicher Weise möchte sie wieder Auto fahren – und schafft es in Wirklichkeit nicht einmal mehr, den Sicherheitsgurt eigenständig anzulegen. Den Verkauf des Autos anlässlich des Umzugs nach Berlin wirft sie ihrem Mann immer wieder vor, obwohl diese Entscheidung gemeinsam getroffen wurde und ich ihr wiederholt den Kaufvertrag mit ihrer Unterschrift vorlegte. Wenn ihr etwas nicht passt, sind andere schuld – dies hat weniger mit der Krankheit zu tun, sondern mit einem schon seit jeher bestehenden Verhaltensmuster. Nie hat sie die Verantwortung für etwas Unliebsames auf sich genommen, einen Fehler zugegeben oder sich für etwas entschuldigt. Nur einmal habe ich erlebt, dass sie etwas bedauerte. Von ihrer Mutter, so erzählte sie da, habe sie keinerlei Zärtlichkeit erfahren und später auch ihren Kindern gegenüber keine zeigen können. Das tue ihr leid. Erst mit ihrer Enkeltochter habe sie gelernt zärtlich zu sein, und empfinde das als großes Glück.

* * *

Wenn ich an früher zurückdenke, steigen auch schöne Erinnerungen in mir auf. So denke ich gerne daran zurück, dass Mutter nie müde wurde, uns Töchtern bis zum Ende unserer Studienzeit schicke Kleider und Röcke zu nähen, die unsere Freundinnen oftmals vor Neid erblassen ließen. Jeden Modetrend war sie bereit mitzumachen. Einzig beim Abstecken der Rocklänge gab es immer ein kleines Gerangel, weil sie uns nie kurz genug sein konnte. Ihre Strickarbeiten waren echte Designerstücke. Einige ihrer letzten Stricksachen habe ich bis heute bewahrt, obwohl sie vom Schnitt her nicht mehr modern sind. Da in der Mode aber stets ein Comeback erfolgt, werde ich sicher Gelegenheit haben, sie wieder auszupacken.

Nachdem wir das Elternhaus verlassen hatten, war Mutter uns gegenüber immer ausgesprochen großzügig und beschenkte uns ausgiebig mit erlesenen und geschmackvollen Dingen. Überhaupt hatte Mutter einen außerordentlich guten Geschmack, und die Wohnungseinrichtung meiner Eltern hat auch heute nichts »Alte-Leute-Mäßiges« an sich. Dass ich großen Wert auf ein schönes und gastliches Zuhause lege, habe ich von ihnen. Ihren Sinn für Schönheit hat Mutter bis in die Gegenwart behalten. Sie freut sich immer wieder aufs Neue beim Anblick ihrer Einrichtungsgegenstände, auch wenn sie meistens nicht mehr realisiert, dass sie ihr gehören. Ganz besonders hat es ihr ein silberner Kerzenleuchter angetan. So einen möchte sie auch gerne haben, sagt sie oft und fragt dann, in welchem Geschäft man fündig werden könnte. Wenn wir zu Besuch kommen, schaut sie sich unser Outfit mit Wohlgefallen an und geizt nicht mit Komplimenten, wenn ihr ein Schmuckstück oder ein Kleidungsstück besonders ins Auge sticht.

In meiner Kindheit und Jugend ging es in unserer Familie oft auch sehr gemütlich zu, allerdings nur dann, wenn es im Haushalt rein gar nichts mehr zu putzen oder aufzuräumen gab. Dann spielten wir oft »Dame«, »Mühle« und »Mensch ärgere Dich nicht«, bauten Fantasiehäuser mit Lego-Steinen oder bastelten zusammen.

Mutter sah es ausgesprochen gerne, wenn wir Freunde mitbrachten. Sie selber durfte das in ihrer Kindheit nicht und beklagte das ihr Leben lang. Maya, die über Jahre stets ihre Sommerferien in Bottrop verbrachte, durfte ihre Pariser Schulfreundinnen mitbringen, obwohl die Großeltern kein Französisch sprachen und die damaligen Deutschkenntnisse meiner Tochter wenig hilfreich für Übersetzungen waren. Überhaupt war sie eine wunderbare Großmutter, die mit ihrer Enkelin bastelte, Ausflüge unternahm, mit ihr ins Schwimmbad ging und sie vielerlei entdecken ließ, wozu ich in der Hektik meines freiberuflichen Lebens keine Zeit hatte. Ich war meiner Mutter dafür sehr dankbar, und mein Verhältnis zu ihr entspannte sich merklich.

Wenn meine Schwester und ich zu Besuch kamen, war Mutter nichts zu viel, um uns zu verwöhnen. Wenn in späteren Zeiten mal Ebbe in unserem Portemonnaie herrschte und sie den Eindruck hatte, unsere Garderobe ließe zu wünschen übrig, führte sie uns kurzerhand in Boutiquen, um uns neue Sachen zu kaufen. Abends wurde geplaudert. Sie war immer an unseren Geschichten und Erlebnissen interessiert und blieb bis tief in die Nacht auf, um mit uns zu diskutieren. Vater hingegen war wenig neugierig auf unsere Berichte und ging Punkt elf Uhr ins Bett. Ihm genügte es, dass wir da waren.

Als ich gebührenden Abstand gewonnen hatte, war ich in der Lage anzuerkennen, dass Mutter tatsächlich eine perfekte Hausfrau war und ich auch vieles von ihr lernen konnte. So hat sie beispielsweise ihre Textilien und Einrichtungsgegenstände in einer Weise gepflegt, dass sie auch nach zig Jahren noch wie neu aussahen. Diesbezügliche Tipps nahm ich dann dankbar an.

Ich wollte zwar nie so sein oder werden wie Mutter, aber etwas habe ich doch von ihr: eine unermüdliche Energie.

* * *

23. Mai 2012

Vater träumt von einem gemeinsamen Urlaub mit Frau und Töchtern, doch nach den Erfahrungen des letzten Sommers bin ich nicht mehr zu solchen Unternehmungen bereit. Ich hatte auf der Insel Werder ein schönes Hotel unmittelbar an der Havel gebucht, und wochenlang bestimmte der bevorstehende Urlaub unsere Gespräche. Mutter beteiligte sich stets lebhaft daran. Als wir im Hotel eintrafen, hatte sie alles vergessen, und es kam zu fürchterlichen Szenen. Sie schrie und heulte, beschuldigte uns, sie entführt zu haben, und verlangte, auf der Stelle nach Hause zu fahren. Vater verzweifelte schier, weil er sich viel Abwechslung von diesem Urlaub versprochen hatte. Eine gewisse Beruhigung trat erst ein, als Mutter akzeptierte, sich im Hotelgarten in einem Strandkorb mit Blick auf die Havel niederzulassen und dort einen Eisbecher zu verzehren. Mich überzeugte die Wirkung eines Strandkorbes auf Anhieb. Er stellt sozusagen eine umhüllende Räumlichkeit her, die – gepaart mit

Mutter wächst immer mehr in die Erde. Ihr Körper ist stark gekrümmt, und ihr Blick ist ganz auf die Griffe des Rollators und den Boden gerichtet.

einem nicht allzu ausufernden Blickfeld – ein gewisses Sicherheitsgefühl vermitteln kann. Dort hielt sich Mutter fast die ganze Zeit über auf. Am Ende des Urlaubs waren meine Schwester und ich fix und fertig, denn wir waren die ganze Zeit rund um die Uhr ausschließlich um die Befindlichkeiten und Bedürfnisse der beiden alten Leutchen gekreist. Nur abends, wenn sie in den ersten Schlaf gefallen waren, liefen wir ein wenig am Ufer entlang, rauchten und gestanden uns ein, eine derartige Betreuung niemals alleine schaffen zu können. Was Vater als Geschenk für uns gedacht hatte, war eine einzige Strapaze.

* * *

Mit Mutter geht es weiter bergab – und wir wissen alle, dass der immer tiefere Fall nicht aufzuhalten ist, obwohl wir uns nicht wirklich vorstellen können, was alles noch auf sie und damit auch auf uns zukommen wird. Sie hat in letzter Zeit um zwei Kleidergrößen zugelegt, und ihr Gesicht ist ganz rund mit kindlichem Ausdruck geworden. Von den wenigen Geschichten, die aus ihrer Kindheit überliefert sind, erzählt eine, dass sie als kleines Mädchen nichts lieber tat, als mit der Brille und der Handtasche ihrer Mutter herumzustolzieren. Ihr heutiges Gesicht verbindet sie mit dieser Geschichte.

* * *

Vater war heute krank und lag im Bett. Sie saß daneben an seinem Schreibtisch und kramte in einem Karton voller Fotos. Etliche wurden zerrissen und in den Papierkorb geworfen. Ich wurde neugierig auf die Auswahlkriterien und schaute mir die in Ungnade gefallenen Fotos an. Es waren durchweg Bilder, auf denen keine Menschen zu sehen waren. Dann geriet das Foto einer langjährigen Bekannten in ihre Hände. »Ach, Frau K., die war mal eine Kollegin von mir. Die ist schon tot. Die brauchen wir nicht mehr!« Und hopp wurde das Foto zerrissen. Als nächstes kam ein Foto ihrer Mutter mit deren Brüdern an die Reihe. »Das hier nehme ich mit, wenn wir nach Hause fahren.«

* * *

Vater wird immer ausgemergelter, seine Wangen sind eingefallen und er ist stets müde, weil Mutter nachts hyperaktiv wird, zigmal zur Toilette geht oder den Kleiderschrank ausräumen will, um zu ihren Eltern zu fahren. Die Wohnbereichsleiterin hört nicht auf, seine Überforderung und psychosomatischen Begleiterscheinungen zu betonen. Sie plädiert offen für eine Verlegung der Mutter in die Demenzstation, die im Juli eröffnet wird. Dieser Gedanke bricht ein Tabu und bedarf der Überlegung. Vaters Überforderung nimmt trotz professioneller Hilfsangebote zu, da er bestrebt ist, die immer aufwändigere Betreuung ganz alleine zu bewältigen. Er bittet höchst ungern um Hilfe: Aus Angst, es könne Mutters Ansehen schaden, wenn man sie in Situationen vorfindet, die ihm ausgesprochen peinlich sind.

Im Speiseraum entgeht ihm nicht, dass seine Frau die Blicke der anderen auf sich zieht, wenn sie Ungereimtheiten von sich gibt, lautstark in die Serviette schnäuzt, die Kaffeesahne neben den Kuchenteller gießt oder Essensreste um sich wirft. In solchen Momenten befürchtet er, dass seine Frau zum Gespött der Leute wird, und will sie schützen, denn: »Das hat sie nicht verdient!« Als Mutter einmal einen längeren Text mit lauter Stimme vorlas, äußerte seine Tischnachbarin, dass sie sich belästigt fühle. So verfestigte sich allmählich seine Meinung, dass man sie beide aus dem Speiseraum »rausekeln« wolle. Das alles muss schlimm für ihn sein. In der Seniorenresidenz hatte er durch ein bewusst zurückgezogenes Leben hinter der Tür einer eigenen Wohnung dafür gesorgt, dass möglichst niemand die Demenz seiner Frau bemerken konnte. Das ist in einem Pflegeheim nicht möglich. Es ist, als erlebe er hier den allgegenwärtigen Außenblick als eine stigmatisierende Vergrößerung der Krankheitszeichen. Sein nun stets mürrisches Gesicht zerrt an den Nerven. Ich habe mir vorgenommen, des Öfteren mal etwas alleine mit ihm zu unternehmen, obwohl dann immer eine weitere Person gefunden werden muss, die sich um die Mutter kümmert. Das ist nicht immer einfach, aber er dürstet so nach neuen Eindrücken und danach, zumindest zeitweise der immer enger werdenden Welt seiner Frau zu entfliehen. So war ich neulich mit ihm im Technikmuseum, anschließend speisten wir gemeinsam in einem Restaurant.

Da war dann nichts mehr von der notorischen Müdigkeit zu spüren, seine Gesichtszüge entspannten sich. Carlotta beschäftigte sich derweil mit der Mutter, und diese hatte dann auch vergnügliche Stunden.

* * *

Mutter wächst immer mehr in die Erde. Ihr Körper ist stark gekrümmt, und ihr Blick ist ganz auf die Griffe des Rollators und den Boden gerichtet. Kürzlich fuhr ich mit ihr zum Märchenbrunnen im Volkspark Friedrichshain und hoffte, Mutters Erinnerung an alte Erzählungen auffrischen und dadurch einen neuen Gesprächsstoff finden zu können. Doch nahm sie die Märchenfiguren nicht wahr. Ich musste sie anhalten und eigens auffordern, sich aufzurichten und den Blick auf Hänsel und Gretel, Schneeweißchen und Rosenrot zu lenken. Verweilen konnte er nicht, da zog es ihn wieder nach unten.

* * *

Jämmerliches Schreien drang heute Nachmittag aus dem Badezimmer. Mutter saß auf der Toilette und schaute entgeistert auf ihre Unterhose. Alles war beschmiert, dünnflüssige Fäkalien waren durch die Sommerhose gedrungen und rannen vom Toilettenbecken auf den Boden. Ich machte mich an die Arbeit. Eine Betreuerin tauchte auf und bot Hilfe an. Ich sagte, dass ich das schon mache, und war erstaunt, dass ich die Berührung mit derart viel Scheiße so gelassen ertragen konnte.

* * *

25. Mai 2012

Am 23. Mai traf ich zu Mutters Geburtstag bereits am Nachmittag ein. Tochter und Schwester hatten volle Arbeitstage und konnten erst am Abend vorbeikommen. Geschenke wurden ausgepackt. Mutter konnte sie weder den Schenkenden zuordnen, noch wirklich mit ihrem Geburtstag in Verbindung bringen oder auch nur eine halbe Stunde behalten, dass sie neu eingekleidet wurde.

Ich hatte in allen Lebensphasen Leitbilder, die mich bei meinen mitunter ungewöhnlichen Lebensentschlüssen ermutigten. Doch nicht für mein eigenes Altwerden.

Richtig feiern wollten wir gemeinsam am darauffolgenden Samstag. Plan war, dass wir alle mitsamt Rollstuhl und Rollator nach Marzahn-Hellersdorf in die »Gärten der Welt« fahren, um dort Kaffee zu trinken und Abendbrot zu essen. Daraus wurde nichts, da Carlotta ihr Auto in die Werkstatt bringen musste. Sie schlug vor, alles für den Empfang der Eltern vorzubereiten und einen Erdbeerkuchen zu backen. Ich sollte dann mit Maya und den Eltern zu ihr nach Niederschönhausen kommen. So wurde es gemacht. Zum Abendessen fuhren wir nach Lübars in Vaters Lieblingsrestaurant. Das Ganze bedeutete für mich einen Zeitaufwand von über sieben Stunden und viel Arbeit für Carlotta. Das Ergebnis war niederschmetternd. Vaters Gesicht entspannte sich zu keinem Zeitpunkt, flüsternd berichtete er nur von Mutters »Unmöglichkeiten« oder von denen der Heimbewohner. Der Spargel schmeckte ihm nicht, der Tisch, der uns zugewiesen worden war, passte ihm nicht – er strahlte nur Unglück aus. Und Mutter war schlapp und müde und hatte nur eines im Sinn: Nach Hause, womit bestimmt nicht das neue Heim gemeint war. Auf der Fahrt zu meiner Wohnung hätte ich am liebsten laut geweint. Solch ein Aufwand – und so wenig Freude, bei den Eltern nicht, aber auch nicht bei mir. Alles ist so unendlich traurig! Zudem verfolgte mich der Gedanke, dass uns die Eltern aber auch gar nichts Positives in puncto Alter vorlebten. Ich hatte in allen Lebensphasen Leitbilder, die mich bei meinen mitunter ungewöhnlichen Lebensentschlüssen ermutigten. Doch nicht für mein eigenes Altwerden. Ich sehe nur Verfall, Bitterkeit, Egozentrik und Unglück.

* * *

Letzte Woche fand eine aufwendige Badeaktion für Mutter statt. Meine Schwester, Mutters Lieblingsbetreuerin Marita und ich waren daran beteiligt, und anschließend waren wir alle fix und fertig. Welch ein Aufwand, sie überhaupt zum Baden zu bewegen! Im perfekt seniorengerecht eingerichteten Badezimmer hatte sie große Angst vor dem Lift, mit dem sie in die Wanne gehievt werden sollte. Es dauerte Ewigkeiten, bis es schließlich so weit war. Dann entspannte sie sich endlich. Während des Anziehens musste sie Wasser lassen, und so setzen wir sie auf das Toilettenbecken. Sie wusste nicht, was sie mit dem benutzten Toilettenpapier anfangen sollte und bot es in ihrer Hilflosigkeit kurzerhand meiner Schwester zur weiteren Benutzung an.

* * *

3. Juni 2012

Vater ließ sich nach langem Zögern von den Pflegekräften überreden, ohne seine Frau an einem Ausflug in den Zoo teilzunehmen. Er solle unbesorgt sein, man werde sich um sie kümmern. Ich wollte ebenfalls kommen, um mit Mutter neue Hosen einzukaufen. Als ich sie alleine im Wohnzimmer antraf, saß sie da wie ein Häufchen Elend. Das Gesicht und die Haare waren mit Zahnpasta eingeschmiert, unter der Unterhose trug sie die Ausgehhose. Ein Bild des Jammers.

* * *

Mutter kann nicht mehr lange bei einem Thema bleiben. Schnell verliert sie sich und strengt sich dann sichtlich an, ein Wort oder einen Gesprächsfetzen aufzuschnappen, um wieder anzudocken. In ihrer Schwerhörigkeit bekommt sie vieles falsch oder gar nicht mit. Um sich ins Gespräch einzubringen, greift sie dann gerne Versatzstücke von Allgemeinplätzen oder auch Sprichwörter auf. Vor kurzem gelang es mir im Garten, eine neue Bewohnerin in unsere Zweierrunde zu integrieren. Nachdem die Frau ihre Lebensgeschichte erzählt hatte, philosophierte sie über die Beschwerlichkeiten des Alters. Mutter hörte nur das Wort »alt« und brachte sich mit leuchtenden Augen in das Gespräch ein: »Man kann so alt werden wie 'ne Kuh und lernt immer noch dazu.« Sie wirkte wie ein Kind, das stolz auf seine pfiffige Bemerkung ist.

»Man kann so alt werden wie 'ne Kuh und lernt immer noch dazu.«

* * *

Die Schwierigkeiten bei der Wortfindung begannen bereits 2010, haben aber in letzter Zeit enorm zugenommen. Dankbar nimmt sie Vorschläge auf, selbst wenn diese nicht passend sind. In einem Telefonat schilderte sie die Bäume vor ihrem Fenster und meinte: »Die sind so … so …« – Ich: »So prall.« Obwohl mein Vorschlag alles andere als gelungen war, griff sie ihn begeistert auf: »Ja, genau: so prall!«

* * *

Ich hatte die Eltern bereits am Nachmittag besucht. Abends erlitt Vater einen Schwindelanfall und bekam gefährlich hohen Blutdruck. Carlotta teilte es mir mit, die es bei ihrem allabendlichen Telefonat erfahren hatte. Krankenschwestern kümmerten sich um ihn. Da ich ihn in professionellen Händen wusste, widerstand ich der Versuchung, sofort anzurufen und womöglich auch gleich hinzufahren.

Einige Zeit später rief mich meine Mutter an: »Du, der Heinrich ist krank. Ich will mal was ganz vernünftig mit Dir besprechen.« – »Ja!« – »Also da waren ganz viele Leute hier und die haben mich wie Dreck behandelt. Ich bleibe hier nicht. Kann ich zu Dir kommen?« Ich versuchte zu beruhigen: »Die Schwestern waren sicher besorgt und voll damit beschäftigt, sich um Deinen Mann zu kümmern«, meinte ich, »und da haben sie nicht ihre volle Aufmerksamkeit auf Dich gerichtet. Aber natürlich wissen sie, dass Du seine Ehefrau bist und auf ihn aufpasst, ganz sicher.« Und was ihren Wunsch betreffe, ich solle sie abholen: »Ich weiß nicht, aber es täte mir leid, wenn der Heinrich jetzt ohne Deine Fürsorge alleine bleiben müsste.« »Ja gut«, kam es durchs Telefon, »das sehe ich ein.« Anderntags berichtete der Vater, sie habe danach den ganzen Abend neben ihm gesessen und seine Hand gehalten.

Offensichtlich hatte sie sich in ihrer Rolle als Ehefrau übergangen gefühlt. Auch schätzt sie es gar nicht, wenn sie nicht im Mittelpunkt steht. Wenn Pflegerinnen ins Wohnzimmer kommen, habe ich bereits beobachten können, wie sie mit größter Aufmerksamkeit verfolgt, ob diese öfter ihren Mann oder sie anschauen und ansprechen.

* * *

12. Juni 2012

Die Abwärtsspirale dreht sich weiter. Während meines Arbeitsaufenthaltes in Tschechien fuhr Carlotta vor kurzem mit beiden Eltern in den Volkspark Friedrichshain. Der Ausflug wurde ein Debakel. Mutter war alles zu viel, sie wollte ständig umkehren, jammerte lautstark und stieß bei jeder Kleinigkeit Au-Weia-Schreie aus. Im Park musste sie auf die Toilette, kein Aufschub war möglich. In ihrer Not führte meine Schwester sie hinter ein paar Büsche. Auf den fehlenden Sichtschutz konnte sie keine Rücksicht mehr nehmen. Das Unterfangen endete kläglich damit, dass der Stuhlgang in der Hose landete. Viel erschütternder aber war die Tatsache, dass Mutter sich nicht mehr in einer Erwachsenensprache verständlich machen konnte, sondern nur weinerlich hervorstieß: »A-A kommt.« Das war einmal unsere Kleinkindsprache gewesen.

Die Verankerung in sicheren Routinen geht verloren. Wie stellt man es bloß an, dass die geöffnete Hose nicht auf den Boden fällt?

* * *

Ich beobachte bestürzt, wie Empathie und Mitleid verloren gehen und brüskierendem Verhalten weichen. So weigert sich Mutter immer drastischer, im Speiseraum an dem ihr und Vater zugewiesenen Tisch Platz zu nehmen, weil ein Tischnachbar mit schweren Handicaps und motorischen Koordinierungsstörungen sie »anekelt«. Sein Zustand ist die Folge von jahrelanger Gefangenschaft in einem sowjetischen Lager. Erzählt man ihr seine Geschichte, findet sie sein Schicksal furchtbar, allerdings nur als Geschichte. Eine Verbindung mit dem Opfer kann sie nicht herstellen, und so es bleibt dabei, dass sie nicht neben dem Mitbewohner essen will. Mein Versuch, sie an das christliche Gebot der Nächstenliebe zu erinnern, ändert daran nichts.

* * *

Toilettengänge werden immer schwieriger. Die Abfolge des Aus- und Anziehens, die Schichtung von Hose und Unterhose, die Funktionen von Knöpfen und Reißverschluss, die Frage, ob das Unterhemd in oder über die Hose gehört – all diese Verrichtungen haben ihre Verankerung in sicheren Routinen verloren. Wie stellt man es bloß an, dass die geöffnete Hose nicht auf den Boden fällt? Wie setzt man sich auf die Toilettenbrille? Wo ist sie überhaupt? Bei so vielen zeitraubenden Fragen muss man sich nicht wundern, wenn sich Blase und Darm immer öfter entleeren, bevor Mutter endlich sicher auf der Toilette sitzt.

Die Pflegerinnen berichten, dass die Inkontinenzpannen zunehmen, und ich befürchte, dass bald an Windelhosen gedacht werden muss. Neuerdings begleite ich sie und weise sie an wie ein Kind: »So, und jetzt ziehen wir die Hose bis zur Hüfte hoch. Prima, und jetzt heißt es ›Bauch rein, Brust raus‹, und dann helfe ich Dir, den Knopf zuzumachen.« Vor ein paar Tagen musste sie feststellen, dass ihre Unterhose voller Urin- und Kotflecken war. Entsetzt meinte sie, so etwas Schreckliches wäre ihr im ganzen Leben noch nicht passiert. Doch dann tröstete sie sich damit, dass das aber nicht von ihr wäre!

* * *

So, wie sich ihr Körper immer stärker erdwärts krümmt, so richtet sich ihr Blick immer mehr nach unten und verengt sich auf minimale Details. So berichtete Carlotta nach dem missglückten Ausflug in den Volkspark von ihrer Mühe, die Mutter daheim auszuziehen, um die Spuren des Fäkalienunglücks zu beseitigen. Sie hatte nämlich einen winzigen Flecken auf dem Duschhocker entdeckt, der sie alles vergessen ließ und den sofort zu entfernen ihre gesamte Aufmerksamkeit und Energie in Anspruch nahm.

Wenn ich es recht bedenke, ist Mutters Fixierung auf Details nicht neu. Sie konnte nie stringente Arbeitsabläufe planen, geschweige denn einhalten, weil ihre Aufmerksamkeit immer wieder durch Kleinigkeiten in Anspruch genommen wurde. Öffnete sie eine Schublade und befand beim Anblick des Silberbestecks, es müsse mal wieder geputzt werden, geriet der mit Vater abgesprochene Tagesplan durcheinander, denn dies wurde nun zur dringlichsten Aufgabe. Sie hätte keinen Aufschub ertragen.

Sie bückte sich ihr Leben lang für jeden noch so winzigen Krümel auf dem Teppich und bückte sich auch dann noch unablässig, als sie sich bereits vor Rückenschmerzen krümmte und die Putzfrau zwei Stunden später sowieso kommen und eine Staubsaugeraktion durchführen würde. Sie kann keine Mahlzeit mehr zu sich nehmen, ohne nicht vorher unzählige winzige Partikel aus dem Essen zu fischen. Alles Dunkle ist schmutzig, und sei es auch nur kleingehackte Petersilie, Bratenkruste oder ein Pfefferkörnchen.

* * *

Wenn ich dann nach Hause komme, kann ich mir oft nur noch einen »Tatort« anschauen und Rotwein trinken.

Vater geht es psychisch und mental besser. Hilfreich war sicher ein Gespräch mit Carlotta, die ihm darlegte, dass die Krankheit noch längst nicht ihren Gipfel erreicht habe und dass die Begleitung von Mutter eine Aufgabe sei, welche die Familie gemeinsam meistern müsse. Hilfreich sind auch die Gespräche mit einer Seelsorgerin, die regelmäßig zu Besuch kommt. Von ihr erfährt er viel Wertschätzung und die Anerkennung, dass er genau richtig mit seiner Frau umgehe, wenn er beispielsweise Fotoalben mit ihr anschaut und sie dabei in Gespräche über vergangene Zeiten verwickelt. Jedenfalls beobachte ich, dass er sich spürbar liebe- und verständnisvoller verhält. Aber das Problem seiner permanenten Überforderung bleibt bestehen. Mildern wird es sich erst, wenn er lernt, loszulassen und professionelle Unterstützung anzunehmen.

Mit der wiedergefundenen liebevollen Haltung seiner Frau gegenüber legt er nun aber eine negative Einstellung zum Pflegeheim an den Tag. Er ist nur noch am Nörgeln und Kritisieren. Sein Gesicht wirkt ständig mürrisch, es ist kaum zum Aushalten. Mittlerweile ist jeder Besuch deprimierend, und das liegt nicht nur an Mutters Entwicklung, sondern zu einem großen Teil auch an der negativen Stimmung, die Vater verbreitet. Wenn ich dann nach Hause komme, kann ich mir oft nur noch einen »Tatort« anschauen und Rotwein trinken.

* * *

Wenn ich die Eltern nachmittags besuche, locke ich Mutter bei schönem Wetter in den Garten, derweil sich Vater etwas ausruhen kann. Wenn sie sich dann an den Ameisen, diesen »putzigen und flinken Tierchen« sattgesehen hat, frage ich sie, was sie denn so alles am Vormittag unternommen habe. Dass sie an der Gesangsgruppe oder an der Sitzgymnastik teilgenommen hat, ist schon längst vergessen. Einmal meinte sie, der Vormittag sei im Nu vergangen, denn sie habe sich sehr nett mit einer Dame im Zugabteil unterhalten. Wie sich später herausstellte, hatte sie auf dem Weg zum Speisesaal ein paar Worte mit einer Etagennachbarin gewechselt.

Meistens aber berichtet sie mir ausführlich von all den Hausarbeiten, die sie bis zur Erschöpfung erledigt habe.

»Na, Du weißt ja selber, das fängt schon nach dem Frühstück an. Erst das Geschirr spülen, dann abtrocknen, einräumen und danach das Becken blitzblank scheuern. Und so geht es den ganzen Morgen weiter.« »Donnerwetter«, sage ich dann, »da hast Du Dich ja mächtig abgerackert. Nun wollen wir uns aber schön gemeinsam erholen!«

* * *

16. JUNI 2012

Seit dem Umzug nach Berlin gibt es das »Tablettendrama«. In Bottroper Zeiten nahm Mutter regelmäßig ihre Medizin ein, und beide Elternteile kontrollierten ihren Blutdruck derart oft am Tag, dass mir der piepsende Ton des laufenden Messgerätes bereits nach wenigen Besuchstagen auf die Nerven ging. Plötzlich änderte sich Mutters Einstellung. Seither ist sie ihrer Meinung nach kerngesund und sieht nicht ein, warum sie »dieses Zeug« schlucken sollte. Jede Verabreichung geriet zum potentiellen Drama mit heftigen Szenen, die Vaters Nerven arg belasteten. Er schaffte es meistens noch mit allerlei Überredungskunst, dass sie zumindest die Morgengaben akzeptierte.

Das »Tablettendrama«: Mutter ist ihrer Meinung nach kerngesund und sieht nicht ein, warum sie »dieses Zeug« schlucken sollte.

Seit die Eltern im Pflegeheim leben, ist auch das nicht

mehr möglich. Mutter verbarrikadiert sich hinter einer Totalverweigerung und wird sehr aggressiv. Manchmal gelingt es einigen Pflegerinnen, wenn sie sanft, schmeichelnd oder verführerisch vorgehen. Kommt aber eine, die bloß die Tabletten hinstellt und vielleicht noch sagt: »Hier, Ihre Medizin!«, gibt es keine Chance. Kürzlich verabreichte ihr eine neu eingestellte Pflegekraft eine Tablette, indem sie ihr diese kurzerhand in den Mund steckte. Mutter spuckte sie in hohem Bogen wieder aus.

* * *

Fehlende Krankheitseinsicht ist eine häufig anzutreffende Begleiterscheinung fortgeschrittener Demenz. Das erste Mal trat sie 2010 bei der Konsultation eines Orthopäden zutage. Ich hatte beide Eltern in einer kompetenten Praxis in meiner Nachbarschaft angemeldet. Die Unternehmung erforderte einen hohen organisatorischen Aufwand. Für mich bedeutete es unter anderem, an diesem Tag stundenlang Auto zu fahren. Carlotta war noch stärker betroffen. Da man vor dem Ärztehaus nicht parken darf, die Eltern aber kaum 20 Meter laufen konnten, nahm sie einen ganzen Tag Urlaub, stellte ihr Auto irgendwo ab und wartete, bis ich mit den beiden vor die Tür gefahren kam. Sie brachte sie dann in die Praxis, während ich meinerseits einen Parkplatz suchte.

Im Wartezimmer füllten beide sorgfältig einen Patientenbogen aus, bevor sie aufgerufen wurden. Ich begleitete sie ins Sprechzimmer. Vater kam als Erster dran. Es ging um seine schlecht verheilte Spondylodiszitis, die seriellen Wirbelbrüche, die er sich ein Jahr zuvor im Krankenhaus zugezogen hatte, und um seine verschlissenen Kniegelenke. Möglicherweise fühlte sich Mutter durch die Reihenfolge der Konsultation und die Dauer von Vaters Untersuchung in den Hintergrund gedrängt und verstand ohne Hörgerät sicher auch nur die Hälfte des Gespräches zwischen dem Arzt und ihrem Mann.

Als sich schließlich der Orthopäde ihr zuwandte, meinte sie aus heiterem Himmel, sie habe nichts und brauche keinen Arzt. Ich war perplex, denn zu jener Zeit litt sie unter andauernden heftigen Rückenschmerzen, die ihre Lebensqualität stark beeinträchtigten. Ich intervenierte: »Aber hör mal, Mutter, Du hast doch ständig Rückenschmerzen!« Daraufhin schaute sie mich bitterböse an und meinte, ich solle mit dem Unsinn aufhören, sie wisse selber am besten Bescheid. Ich war so empört, dass ich sie aus dem Sprechzimmer verwies und auf der Rückfahrt kein Wort sprach. Das tut mir heute leid, aber ich war sowohl empört über ihr Verhalten als auch ärgerlich wegen des unnützen Aufwandes seitens Carlotta, denn mit Vater alleine und seinem Rollstuhl im Kofferraum hätte ich den Arztbesuch ohne deren Hilfe bewältigen können.

Von diesem Zeitpunkt an bekam man Mutter nur noch mit größter Mühe zu den halbjährlichen Kontrolluntersuchungen durch die Hausärztin. Diese bescheinigte ihr einen für ihr Alter guten Gesundheitszustand und betonte, dass dieser erfreuliche Befund das Resultat einer guten Medikamentenzusammenstellung sei. Die erste Aussage behielt sie, die zweite vergaß sie auf der Stelle, und so ging der »Tablettenkampf« weiter. Eine Zeitlang versuchten wir noch, ihr Sinn und Dosierung der Medizin zu erklären, doch das überstieg bereits ihr Fassungsvermögen.

* * *

20. Juni 2012

Mutter hat immer alles Unangenehme verdrängt oder die Auseinandersetzung damit auf später verschoben: »Reden wir ein anderes Mal darüber« oder »Mal sehen« waren typische Antworten, wenn von uns Töchtern drängende Fragen in den Raum gestellt wurden. Diese betrafen insbesondere die finanzielle Altersvorsorge, Vollmacht und Patientenverfügung, testamentarische Bestimmungen, aber auch die Frage, welche Vorstellungen die Eltern bezüglich der »letzten Dinge des Lebens« hegten. In Finanzsachen befand Mutter, dass das »die Kinder« nichts angehe, während ich mir jahrelang den Kopf zerbrach, wie eine absehbare Heimunterbringung zu finanzieren sei. Eine ausführliche Broschüre über Sinn und Zweck von Vollmacht und Patientenverfügung wanderte in die Mikrowelle, und unsere Empfehlung an die Eltern, sich testamentarisch ge-

Ich lerne im Umgang mit meiner Mutter immer mehr, widerstreitende Gefühle auszuhalten.

genseitig als Alleinerben einzusetzen, wurde von Mutter mit der Bemerkung abgetan, man wolle vorerst noch nicht ans Sterben denken. Sie war letztlich mit ihrer Verweigerung, sich mit diesen existenziellen Altersthemen auseinanderzusetzen, nicht allein. Einzelne Punkte konnten wir zwar ansprechen, wenn wir mit Vater alleine waren, doch hat er durch die aufgeworfenen Fragen weder Entscheidungen für sich selbst getroffen, noch im Gespräch mit seiner Frau auf einer Entscheidungsfindung bestanden. Und so lässt sich mit Fug und Recht sagen, dass beide sowohl das Alter als auch den Tod verdrängten.

In ihren guten Bottroper Jahren hatten sie wohl gehofft, dass es irgendwie immer so bleiben würde oder zumindest noch nicht »so weit« wäre. Dies ist für mich ganz und gar unbegreiflich, da sie doch erlebten, wie etliche Bekannte und Freunde im Laufe der Jahre verstarben oder zu Pflegefällen wurden. Wir Töchter hatten schon längst verstanden, dass es bald sehr wohl »so weit« sein würde und suchten vier Jahre lang unermüdlich Wohnungen in Berlin, um sie zu einem Umzug in unsere Nähe zu bewegen. Sie kamen auch des Öfteren angereist, um sich eine Wohnung anzusehen. Geschniegelt und gestriegelt reisten sie an, ließen sich herumfahren, um dieses und jenes Angebot unter die Lupe zu nehmen, und kamen stets zu dem Schluss, dass es in Bottrop »schöner« sei. Und das war es dann, bis es wirklich nicht mehr ging und nur noch ein betreutes Wohnen in Frage kam. So erfolgte der Umzug in unsere Nähe nicht aus Einsicht, sondern aus Resignation.

Verdrängt wurde auch eine gezielte finanzielle Altersvorsorge. Über lange Jahre verdienten beide überdurchschnittlich gut, und die Höhe ihrer Altersbezüge kann manch Berufstätigen vor Neid erblassen lassen. Und doch musste für die Finanzierung des Umzugs nach Berlin das Auto verkauft werden, weil nur magere Ersparnisse vorhanden waren. Auf meine vorsichtige Frage nach dem »Warum« erhielt ich als Antwort: »Wir haben halt gut gelebt und bereuen nichts.« Dafür hatte ich manch schlaflose Nächte, weil ich klar genug sehen konnte, dass bei einer Heimunterbringung der Eigenanteil aufgrund ihrer mittlerweile festgelegten Pflegestufen die Bezüge übersteigen würde. Das würde den Gang zum Sozialamt bedeuten.

Ich weiß erst seit kurzem, dass dennoch eine Geldanlage stattgefunden hatte. Wie sich herausstellte, hatte mein Vater trotz des manifesten Desinteresses seiner Frau zahlreiche Kapitallebens- und Sterbeversicherungen abgeschlossen, deren Rückkaufwert ihnen noch jahrelang einen finanziell ungeschmälerten Lebensstandard erlauben würde. Ihm war aber nicht bewusst, dass solche Versicherungen abrufbares Kapital darstellen. Und so bleibt trotz der erfreulichen Finanzlage die Grundbeobachtung bestehen, dass brennende Fragen nicht angegangen wurden, und im Fall meiner Mutter verdichten sich die Züge des Beiseiteschiebens, des Nichtwahrhabenwollens und des Nichtschuldseins, wenn etwas Unangenehmes geschieht.

Ihre Demenz ist hier nur ein Verstärker von bereits Bestehendem. Verdrängen, was Angst macht, und unermüdlich Ordnung schaffen, um Chaos zu bekämpfen. Wenn ich Mutters Verhaltensweisen, Maximen und Devisen auf diese Weise betrachte, empfinde ich Mitleid trotz aller Widrigkeiten, die manche Seiten ihres Charakters meinem Leben eingebracht haben. Ich lerne im Umgang mit meiner Mutter immer mehr, widerstreitende Gefühle auszuhalten.

Die Frage, wie wir im Todesfall nach den Wünschen der Eltern handeln sollen, blieb bis jetzt unbeantwortet. Hier allerdings hauptsächlich von der Mutter. Vater hat schon vor Jahren für beide Töchter eine Aufstellung getippt, in der sämtliche administrativen Gänge verzeichnet sind. Zudem gibt es eine Namensliste der Menschen, die zur Beerdigung eingeladen werden sollen. Während seiner schweren Krankheit 2009 gab es Gespräche, in denen er meinte, es sei ihm egal, ob er beerdigt oder verbrannt würde. Als ich diese Frage später mit beiden Eltern erörtern wollte, winkte Mutter wie gehabt ab. Dass mein Vater sich seit seiner Krankheit mit dem Tod auseinandersetzt, weiß ich. Diese Auseinandersetzung ist auch von seinem religiösen Denken geprägt. Was Mutter zumindest früher über dieses Thema gedacht hat, weiß ich nicht. Ich kenne selbst die Gedanken und Gefühle nicht, die ihre Krebserkrankung im Alter von 50 Jahren hervorgerufen haben mochten. Überliefert ist nur ihre Aussage: »Soll das denn schon alles gewesen sein?« Hatte sie damals, hat sie heute Angst vor dem Tod? Ist die Leugnung des Todes ihrer Eltern und Geschwister nur ein dementielles Phänomen oder nicht auch der Versuch, noch einen Generationenpuffer zwischen sich und dem Ende des eigenen Lebens zu erhalten?

Warum entdecke ich erst jetzt in vollem Ausmaß, dass sie wohl ihr Leben lang eine Getriebene war? Warum ließ ich mich so beeindrucken von der Heftigkeit ihrer Selbstschutzmanöver? Warum hat uns der Vater in der Auseinandersetzung mit ihr nicht gestärkt?

* * *

23. Juni 2012

Mutter hat Ticks entwickelt, die selbstzerstörerische Züge tragen. Unter ihrem linken Ohr wachsen ein paar borstige Härchen, an denen sie ständig erfolglos herumfingert, um sie auszureißen. Es kostete mich anfangs einige Überwindung, aber ich entferne sie ihr regelmäßig mit einer Pinzette. Dennoch zupft und zupft sie und wirft dann die imaginären Störenfriede mit einer Schnippgeste in den Raum. Ohne Ende, immer wieder. Das strapaziert unsere Nerven, und wenn wir sie bitten, doch damit aufzuhören, »macht sie doch gar nichts«, tut schnell so, als stütze sie lediglich den Kopf zwischen Daumen und Zeigefinger, und es vergeht keine Minute, bis das Spiel wieder beginnt.

Die Haut ist mittlerweile weitflächig entzündet und verunstaltet ihre linke Gesichtshälfte. Mutter war immer eitel auf ein makelloses Gesicht bedacht und ließ sich noch vor zwei Jahren störende Altersflecken entfernen. An diese pflegende Einstellung anknüpfend versuchte ich einmal, ihre zwanghafte Manier dadurch zu stoppen, dass ich ihr eine Großaufnahme der entzündeten Hautpartie vorlegte. Sie konnte keine Verbindung zwischen dem Foto und sich herstellen. Der Tick behielt die Oberhand.

* * *

Wie erzählt man sich selbst seine Lebensgeschichte, wenn sich das Gedächtnis trübt?

Mutter liest mit Leidenschaft die »Apotheken-Rundschau«. Vor einiger Zeit war eine Ausgabe der Alzheimer-Krankheit gewidmet. Sie arbeitete sich durch den gesamten Artikel hindurch und meinte, das sei wohl das Schlimmste, was einem im Alter passieren könne, und man solle doch froh und dankbar sein, noch klar bei Verstand zu sein.

Manchmal war ich versucht, sie auf ihre Krankheit anzusprechen. Vielleicht hätte es sie erleichtert, was allerdings voraussetzen würde, dass sie zumindest eine Ahnung von dem hätte, was ihr widerfährt. Zu einem früheren Zeitpunkt wäre es vielleicht möglich gewesen, als sie noch mit allerlei Taktiken versuchte, eine Fehlleistung zu überspielen oder mit irgendwelchen Ausreden plausibel erscheinen zu lassen. Vielleicht hätte sie sich weniger einsam gefühlt in der Gewissheit, verstanden und aufgehoben zu sein. Heute ist es wohl zu spät, denn sie überspielt schon längst nichts mehr.

* * *

Wie erzählt man sich selbst seine Lebensgeschichte, wenn sich das Gedächtnis trübt? Die Dinge, an die sich Mutter voller Stolz erinnert, scheinen einen soliden Realitätsbezug zu haben, wie etwa ihre erfolgreiche Berufstätigkeit nach dem Weggang der Töchter. Ebenso verlässlich ist ihre Erinnerung daran, wie sie dank ihrer Strick- und Nähkünste in der sogenannten »schlechten Zeit« private Arbeitsaufträge erhielt, die ihr viel Anerkennung, aber auch Geld einbrachten, so dass »wir 1000 Mark im Jahr sparen konnten, obwohl Vater mit einem geringen Anfangsgehalt nach Hause kam.« Sie ist stolz darauf, und das zu Recht.

Wie aber sind Enttäuschungen und Verletzungen in ihrem nachlassenden Gedächtnis aufgehoben? Mir stellt sich bei diesem Thema auch die Frage der kontextuellen Einordnung von schmerzlichen Vorkommnissen. Es scheint mir im fortgeschrittenen Krankheitsstadium nicht mehr möglich zu sein, sich komplexe Situationen zu vergegenwärtigen.

Einen Beleg für meine Annahme glaube ich in folgender Geschichte zu sehen: Vor einigen Wochen konnte sich Mutter tagelang darüber ereifern, dass ihre Schwägerin Lilo mich als Baby einfach so geschnappt habe und zur katholischen Kirche gelaufen sei, um mich taufen zu lassen. Das könne sie ihr nie verzeihen, und Lilo brauche sich ja nicht einzubilden, dass sie jemals noch ein Wort mit ihr reden würde. Lilo ist übrigens schon seit vierzig Jahren tot. Richtig ist, dass sie meine Patin war und mich in dieser Rolle am Tag der Taufe in die Kirche trug. Mein Vater und seine katholische Familie begleiteten sie, während sich meine protestantische Mutter im Badezimmer der Schwiegereltern einschloss und stundenlang schrie und heulte. Diese Szene sollte sich noch zweimal wiederholen: bei den Tauffeiern für eine Tochter, die nach wenigen Monaten starb und dann für deren nachgeborene Schwester Carlotta. Es war an jenem Tag meiner Taufe aber überhaupt das erste Mal, dass mein Vater mit einem derartigen hysterischen Ausbruch konfrontiert wurde.

Ihre derzeitige, einer Kindesentführung gleichende Schilderung klammert aus, dass er vor der Heirat auf einer katholischen Trauung und einer katholischen Taufe der Kinder bestanden hatte. Vermutlich fürchtete er sich vor der Exkommunikation, die von der römisch-katholischen Kirche zu jener Zeit noch über jeden verhängt wurde, der in eine konfessionsverschiedene Eheschließung einwilligte. Es gab also als Kontext der Begebenheit eine Abmachung zwischen den Eheleuten, die sogar schriftlich festgehalten und von Mutter im Beisein eines katholischen Priesters unterschrieben wurde. Da sie sich heutzutage nicht daran erinnern kann, kommt ihr Mann in ihrer jetzigen Geschichtsversion auch nicht mehr vor, und die Gefühle von Ohnmacht und Traurigkeit, die sie an jenem Tag durchaus empfunden haben mag, gelangen nun erneut nach mehr als 65 Jahren ungebrochen und verdichtet im Bild der davoneilenden Schwägerin zum Ausdruck.

* * *

Ganz anders scheint Mutter ihr schwieriges Verhältnis zur Schwiegermutter zu verarbeiten. Sie war als Schwiegertochter keineswegs willkommen und bekam dies auf mannigfache und verletzende Weise zu spüren: Angefangen von Abtreibungsvorschlägen über drängelnde Konversionsaufforderungen bis hin zu Intrigen, die einen Keil zwischen die jungen Eheleute treiben sollten. Frühe Fotos von Familienfeiern zeigen Mutter stets mit verweinten Augen. Sie mag mit ihrer rigiden Art durchaus zu den Unstimmigkeiten beigetragen haben, doch lässt sich die negative Rolle der Schwiegermutter keineswegs leugnen.

Einmal flüsterte sie mir bei der Erwähnung der Großmutter ins Ohr: »Das war eine böse Frau.«

Mutter hatte aus ihrer Einstellung zur »Koblenzer Oma« nie einen Hehl gemacht und mit abschätzigen Bemerkungen nicht gegeizt. Doch seltsamerweise kritisierte sie nicht die durchaus bedenklichen Verhaltensweisen der Schwiegermutter, sondern fixierte sich voll und ganz auf deren angeblich unsauberen und schlampigen Haushalt, und es war, als setzte sie ihre ganze Energie ein, um zu beweisen, dass sie die bessere Hausfrau sei.

Warum brachte sie es nicht fertig zu sagen, dass sie an ihren Verhaltensweisen Anstoß nahm? Traute sie sich nicht wegen ihres Mannes, der immer wieder die liebenswürdigen Seiten seiner Mutter herausstrich, die so gar nichts mit Haushaltsführung zu tun hatten? Oder war für sie Schmutz schon immer ein Synonym für Unmoral? Ich tendiere zu Letzterem. Gegenwärtig blendet sie die Schwiegermutter weitgehend aus. Hat sich der Wunsch, Vater nicht durch Kritik an seiner Mutter zu verletzen, verselbständigt und drängt die Erinnerung an die Schwiegermutter zurück? Gelegentlich fragt sie ihn, ob seine Mutter noch lebe, sie habe sie ja nie kennen gelernt. Nur einmal flüsterte sie mir bei Erwähnung der Großmutter ins Ohr: »Das war eine böse Frau.«

* * *

25. Juni 2012

Nach Vaters Aussagen spielte die unterschiedliche Religionszugehörigkeit meiner Eltern vor ihrer Eheschließung keine Rolle. In Gesprächen habe Mutter wiederholt beteuert, dass sie mit Religion »nicht viel am Hut« habe. Erst durch fortgesetzt verletzende Reaktionen der beiden Herkunftsfamilien wurden religiöse Fragen für das junge Paar zu einem enormen Spannungsfaktor. Dabei konnte keine der Familien auf eine rein protestantische oder ausschließlich katholische Linie zurückblicken. In Mutters streng protestantischer Familie hatte es immer wieder gemischt-konfessionelle Ehen und sogar einen Kardinal gegeben, und Vaters katholische Mutter war von Hause aus protestantisch.

In ihrer Verlorenheit kann sie heute keinen Trost im Glauben und im Gebet finden.

Die familiengeschichtlich bunte Mischung der Religionen brachte allerdings auf keiner Seite Toleranz hervor. Im Gegenteil. Als Vater seine Braut in die Familie brachte, hoffte er besonders auf das Verständnis seiner konvertierten Mutter. Doch weit gefehlt: Diese brachte jeden Abend die katholische Bibel ans Bett der Protestantin und forderte: »Ich habe meinem Mann das Opfer gebracht zu konvertieren. Das hast Du ebenfalls zu tun!«

Die protestantische Familie der Braut blieb demonstrativ der Hochzeit fern und schickte nicht einmal eine Glückwunschkarte. Bei jedem Besuch in der einen wie in der anderen Familie wurden die jungen Eheleute in Sachen Religion aufgehetzt. Im eigenen Heim ging es zwar nicht so verbissen zu, doch gab es latent spannungsgeladene Markierungen der unterschiedlichen Religionszugehörigkeiten. Beim Tischgebet »Lieber Heiland, sei unser Gast und segne, was Du uns bescheret hast« bekreuzigten sich der Vater und die kleinen Töchter, während die Mutter demonstrativ die Hände gefaltet hielt. Am Freitag, dem fleischlosen Tag der Katholiken, tischte sie selbst bei knappem Haushaltsgeld eine Wurstplatte auf, die der Vater geflissentlich übersah. Und sonntags forderte sie uns Kinder unmissverständlich zur Mithilfe im Haushalt auf, wenn es Zeit war, zum Hochamt in die Kirche zu gehen.

Im grundsätzlichen Religionskampf hatte sie zwar den Kürzeren gezogen, aber kleinere Scharmützel der sonntäglichen Art versuchte sie immer wieder. Hierbei konnte sie jedoch bei mir ach so frommen Kind kein Terrain gewinnen, da mir im Religionsunterricht eingeimpft wurde, dass »man Gott mehr gehorchen muss als den Menschen«. Oberhand gewann sie aber in den großen Ferien, die wir stets in ihrem Elternhaus verbrachten. Da scherte sich dann niemand um den für Katholiken obligatorischen sonntäglichen Kirchgang und die Gewissenspein, die mir das missachtete Gebot bereitete. Nur Onkel Lutz, der notorische Trinker, begleitete meine kleine Schwester und mich gelegentlich in die entfernte katholische Kirche. Wahrscheinlich erinnerte ihn unsere Anwesenheit daran, dass er ursprünglich aus einer katholischen Familie stammte.

* * *

Ich bin der festen Meinung, dass Mutter zwar an einen Gott glaubt, im Unterschied zu Vater aber nicht im tieferen Sinne religiös ist, zumal die religiöse Strenge ihrer Mutter sie schon früh abgeschreckt hatte, wie sie in einer Sternstunde gelungener Kommunikation gestand. Wichtige Entscheidungen in Sachen Religion traf sie wohl weniger aus eigenem religiösem Empfinden, sondern weil sie Rücksicht auf ihre Mutter nahm. So lehnte sie das in ihren Augen verlockende Angebot ab, Arbeitsdienstführerin zu werden, weil sie dann aus der Kirche hätte austreten müssen. »Das«, so betonte sie immer, »konnte ich meiner Mutter nicht antun.« Ich vermute auch, dass ihre Szenen und Weinkrämpfe anlässlich der katholischen Taufe ihrer Kinder eher mit einem schlechten Gewissen ihrer Mutter gegenüber als mit ihrer eigenen Glaubenseinstellung zu tun hatten.

Wenn sie sich in meiner Kindheit und Jugend darüber beschwerte, wegen ihrer hausfraulichen Pflichten nicht am Gottesdienst teilnehmen zu können, spürte ich hinter ihren Klagen nie ein aus tiefstem Inneren kommendes Bedürfnis. Ähnliches muss auch der Vater empfunden haben. Eines Tages wurde es ihm zu bunt. Er nahm sie beim Wort und erbot sich, sie fortan in die evangelische Kirche zu begleiten. Dies geschah denn auch, und in der Folgezeit engagierte er sich jahrelang in der protestantischen Gemeinde. Mit fortschreitendem Alter entstand so etwas wie ein ökumenischer Friede, der sich gleichsam als Höhepunkt in der Gestaltung der Goldenen Hochzeit manifestierte. Der religiöse Teil des Festes wurde im Familienkreis in einem katholischen Kloster eingeläutet und etwas später mit den auswärtigen Gästen in der evangelischen Kirche fortgesetzt. Als 2005 die diamantene Hochzeit anstand, wollte Mutter jedoch partout nichts mehr von einer ökumenischen Gestaltung wissen. Ihre Unnachgiebigkeit verstimmte meinen Vater derart, dass er auf eine Feier im großen Stil verzichtete, obwohl er üppige Feste über alles liebte und diese bislang auch stets bei besonderen Anlässen ausgerichtet hatte. So verbrachten die Eltern ihren Ehrentag lediglich im Kreise der Töchter, der Enkelin und des Lebensgefährten meiner Schwester in einem Seehotel bei Berlin. Hatte Mutters mangelnde Kompromissbereitschaft bereits mit ihrer dementiellen Erkrankung zu tun?

In ihrer Verlorenheit kann sie heute keinen Trost im Glauben und im Gebet finden. Als Vater im November 2011 im Krankenhaus lag, blieb ich mehrere Tage und Nächte bei ihr. Als ich sie eines Abends zu Bett brachte, war sie wieder einmal enttäuscht, dass ich ihre Einladung nicht annahm, neben ihr im Bett des Vaters zu schlafen. Dass ich das in entsprechenden Situationen jedes Mal ablehnte, hatte sie vergessen und versuchte mich wie stets damit zu locken, dass das Bett auch »frisch überzogen« sei. Angesichts ihrer Enttäuschung versuchte ich an jenem Abend, sie besonders liebevoll ins Bett zu legen, schüttelte das Federbett, deckte sie zu, gab ihr einen Gute-Nacht-Kuss und sagte in Erinnerung an meine Kindertage: »So, und jetzt kannst Du noch ein Gebet zum Herrgott sprechen!« Damit konnte sie nun gar nichts anfangen und schaute mich an, als hätte ich etwas ganz und gar Abwegiges gesagt.

* * *

28. Juni 2012

Ich ertappe mich bei dem Wunsch, sie möge irgendwann eines x-beliebigen Alterstodes sterben und nicht an der Alzheimer-Krankheit.

Mutter freut sich über Körperkontakt mit vertrauten Menschen. So setze ich mich bei Besuchen immer dicht neben sie auf die Couch und hake sie unter oder lege den Arm um sie. Mitunter kommunizieren wir dann mittels lustiger Streichel- oder Fingerspiele und genießen unsere Fröhlichkeit. Auch wasche und föhne ich regelmäßig ihre Haare und lackiere die Fingernägel. »Komm, jetzt machen wir was für unsere Schönheit«, sage ich dann und kann sicher sein, dass sie aus ihrer zunehmenden Lethargie aufwacht.

* * *

Von außen betrachtet hat Mutter stets ihren Willen durchgesetzt, und Vater versuchte sein Leben lang, ihre Wünsche zu erfüllen. Wenn ich ihr Gesicht beim Mittagsschlaf betrachte, frage ich mich bekümmert, wie es wohl kommt, dass es so verbittert und verhärmt aussieht? Bekommt sie vielleicht doch mit, wie es um sie steht?

* * *

In letzter Zeit geht es ihr körperlich auffallend oft nicht gut. Sie fühle sich nicht wohl und sei immer müde. Präziser kann sie ihr Befinden nicht beschreiben. Wenn sie dann kreidebleich und klein auf dem Sofa liegt, denke ich an ihren Tod und ertappe mich bei dem Wunsch, sie möge irgendwann eines x-beliebigen Alterstodes sterben und nicht an der Alzheimer-Krankheit. Wie ich recherchiert habe, endet diese mit Verhungern, weil die Betroffenen keine Nahrung mehr hinunterschlucken: Sie haben es vergessen und können nur durch künstliche Nahrung weiter vor sich hindämmern.

* * *

29. Juni 2012

Ich komme zurück auf die Heftigkeit von Emotionen, die in längst vergangenen Situationen entstanden sind, deren Kontext jedoch vergessen wurde. Derart losgelöst können sie dann in der Gegenwart durch irgendein Vorkommnis wachgerufen werden und als Erregungszustand zutage treten, der auf den ersten Blick vollkommen unverständlich erscheint.

Wir redeten auf sie ein, sprachen vom Fest der Liebe und des Friedens. Nichts zu machen. Sie blieb störrisch.

Ich denke zum Beispiel an Weihnachten 2009. Meine Schwester und ich richteten das Fest bei den Eltern in der Seniorenresidenz aus und wollten es nach altem Familienbrauch begehen. Festliche Kleidung, Berge von Geschenken, Heringssalat und vieles mehr gehören dazu. Eröffnet wird das Fest damit, dass im Kerzenschein des Weihnachtsbaums einige Lieder gesungen werden, woraufhin sich dann alle feierlich umarmen und ein »gesegnetes und frohes Fest« wünschen.

So also sollte es auch diesmal sein. Doch aus heiterem Himmel verweigerte Mutter ihrem Mann den Festtagskuss. Wir waren perplex. So etwas hatte es noch nie gegeben. Wir redeten auf sie ein, sprachen vom Fest der Liebe und des Friedens. Nichts zu machen. Sie blieb störrisch. Dann erinnerten wir sie daran, wie sehr wir in diesem Jahr um das

Leben des Vaters gebangt und uns immer gewünscht hatten, noch einmal ein gemeinsames Weihnachtsfest begehen zu können. Sie blieb stur. Da wurde ich sehr ärgerlich. Es hatte uns immense Anstrengungen gekostet, alle Einkäufe zu tätigen, einen riesigen Baum anzuschleppen und stundenlang zu schmücken, im Voraus zu kochen und sämtliche Speisen, Getränke, Geschenke und Etliches mehr in die elterliche Wohnung zu transportieren. So sagte ich, wenn dies die Feststimmung sei, würde ich auf der Stelle nach Hause fahren. Das machte wenig Eindruck auf sie. Schließlich gelang es Vater, das Eis zu brechen, und Mutter vergaß das Vorkommnis in kürzester Zeit.

Meine Bestürzung aber blieb, und ich dachte während der gemeinsam verbrachten Tage ständig darüber nach, was wohl in ihrem Inneren vor sich gegangen sein mochte. Am Nachmittag war Vater mürrisch gewesen und hatte eine schlechte Stimmung verbreitet, weil wir nicht zu dem von ihm angenommenen Zeitpunkt eingetroffen waren und dadurch sein erhoffter Kirchgang ins Wasser fiel. Nicht nur meine Schwester, Maya und ich waren von seinem Verhalten genervt, sondern auch Mutter ärgerte sich sichtlich über ihn. Die Erinnerung an den konkreten Auslöser hatte sie einige Stunden später vergessen. Die aufgebrachte Stimmung aber hatte sich verselbständigt und bestimmte – wahrscheinlich in Verbindung mit Erinnerungsfragmenten – ihre gefühlte Gegenwart.

* * *

30. Juni 2012

Ich frage mich, ob manche wiederkehrenden Themen, mit denen sich Mutter so sehr quält, auf offene Rechnungen des Lebens hinweisen. Auffällig war in den letzten Jahren, wie oft sie von ihrer eigenen Mutter sprach, nie aber von ihrem Vater, zu dem sie ein weitaus besseres Verhältnis hatte und den zu vermissen sie sicher allen Grund haben könnte. Aber nein, immer wieder sprach sie von ihrer Mutter und idealisierte sie ungemein. Dabei war diese dominante Frau von einer religiös begründeten Unnachgiebigkeit, die bedrückend war. Alles, was ihren Söhnen und Töchtern im jugendlichen Alter Vergnügen bereiten konnte, lehnte sie als sündhaft ab: Geselligkeit, Tanzen, Kinobesuche, Schlager, ausgelassenes Lachen, Flirten.

Plötzlich brach es aus ihr heraus: »Wenn ich meine Mutter nochmal sehen könnte, würde ich ihr mal gehörig den Marsch blasen!«

Als sie einmal in der Tasche ihres 15-jährigen Sohnes das Foto eines Mädchens fand, befahl sie, es auf der Stelle dessen Eltern zurückzubringen. Ferner war sie von strengster Hand, wobei diese auch gegen ihre Töchter »ausrutschen« konnte. Hannelore, die Jüngste, hatte bereits den Krieg mitgemacht, und als sie nach ihrer Rückkehr eines Abends zehn Minuten später als vereinbart nach Hause kam, schlug ihre Mutter sie mit einem Stockeisen. Daraufhin verließ sie die Eltern, heiratete den Erstbesten und wurde unglücklich.

Die Großmutter legte keinerlei Wert auf soziale Kontakte, und meine Mutter beklagt sich noch heute darüber, dass sie niemals Freundinnen mitbringen durfte. Mit ihren rigiden Vorstellungen von Sünde und Gottesstrafe trieb sie letztlich alle sechs Kinder aus dem Haus und konnte weder verhindern, dass drei von ihnen Katholiken heirateten, noch dass zwei Töchter vor der Eheschließung schwanger wurden und ihr Lieblingssohn vor der Heirat eine Frau schwängerte, die zu allem Übel ein weiteres uneheliches Kind mitbrachte.

Als sich nach ihrem Tode ihre bereits betagten Kinder das Familienstammbuch genauer ansahen, entdeckten sie zu ihrer Überraschung, dass auch sie – wie man damals sagte – »heiraten musste«. Hatte denn niemand nachgerechnet? Ich selber wusste bereits mit acht Jahren, was es bedeutete, dass ich ein »Fünf-Monats-Kind« war. Da ich aber auch wusste, dass meine Eltern zum Zeitpunkt meiner Zeugung bereits verlobt waren, fühlte ich mich dadurch nicht beschwert. Ich musste mir nicht die Frage stellen, ob ich der Grund für ihre Eheschließung gewesen war.

Um auf meine Mutter zurückzukommen: Es war also die Idealisierung ihrer eigenen Mutter über Jahre vorherrschend, bis im Herbst 2011 eine Wende eintrat. Damals war ihr noch bewusst, dass beide Eltern tot sind. Auf einem Spaziergang meinte sie unvermittelt, ihre Mutter habe mit der religiösen Strenge doch arg übertrieben. Ich reagierte nur vorsichtig und meinte, dass dadurch wahrscheinlich ein Gefühl der Enge aufgekommen sei. Weiter ging es an diesem Tag nicht.

Doch kurze Zeit später brach es aus ihr heraus: »Wenn ich meine Mutter nochmal sehen könnte, würde ich ihr mal gehörig den Marsch blasen!« Und von diesem Moment an beklagte sie wieder und wieder, dass ihre Mutter ihr nicht erlaubt habe, auf ein Gymnasium zu gehen, obwohl der Lehrer ausdrücklich dazu geraten hatte. Die Großeltern hatten sechs Kinder in zwei Abfolgen: Zunächst einen Sohn und zwei Töchter. Ich kann nicht mehr nachprüfen, ob sie die höhere Schule besuchten, obwohl ich immer fest davon ausgegangen war. Mittlerweile bezweifle ich aber, dass die finanziellen Mittel dafür ausreichten, da mein Großvater in den ersten Ehejahren lediglich das Gehalt eines Bahnarbeiters nach Hause brachte.

Nach den ersten drei Geburten war längere Zeit Schluss mit Kinderkriegen, und die Großmutter hätte es sicher gerne dabei bewenden lassen. Doch dann musste sie gottergeben nochmals einen »Kindersegen« über sich ergehen lassen und brachte zuerst Berthold auf die Welt, zwei Jahre später meine Mutter Gerda und dicht darauf Hannelore.

Von diesen dreien durfte nur der Sohn die höhere Schule besuchen, schaffte es aber lediglich bis zur »Quarta«. Berthold war der Liebling der gestrengen Frau. Er glich wohl einem ihrer Brüder und wurde von früh auf verwöhnt. Legendär ist die Geschichte, dass sie nur für ihn »die leckeren Pfannkuchen« backte. Alles, was er unternahm, glänzte wie Gold in ihren Augen, obwohl er im Leben mehr als einmal scheiterte.

Das alles wurmt Gerda noch heute. Sie war allerdings der

Liebling ihres Vaters, der ihr keinen Wunsch ausschlug. Wie ein kleines Mädchen kokettierend erzählt sie gerne, dass sie stets zum Vater gelaufen sei, wenn sie etwas haben oder erreichen wollte. Nicht mehr zu rekonstruieren ist, warum sie sich in der Schulangelegenheit nicht an den Vater gewandt hat. Möglicherweise gab es eine knappe Entscheidungsfrist, während der ihr Vater aus dienstlichen Gründen nicht vor Ort war.

Gegenwärtig scheint sie sich immer wieder auszumalen, wie dieses »Mutter-malgehörig-den-Marsch-Blasen« aussehen könnte. Anfangs meinte sie noch, sie wolle dabei »nicht schreien oder frech werden«. Doch Schritt für Schritt wird ihr imaginäres Auftreten immer drastischer. Inzwischen sind die Eltern in ihrer Wahrnehmung nicht mehr tot. Konnte sie den so spät eingestandenen Konflikt nicht aushalten und musste deshalb die Eltern wiederauferstehen lassen?

Es begann damit, dass sie von Telefongesprächen mit ihrem Vater berichtete. Bald danach erzählte sie, er habe sie auf einer Durchreise getroffen. Jedenfalls ist seit Wochen der Besuch bei den Eltern ein Dauerbrenner. Sie fragt immer wieder nach dem nächsten Bahnhof, den Zugverbindungen und dem Preis für eine Fahrkarte. Seit ein paar Tagen ist ihre Mutter wieder omnipräsent. Meistens begründet sie ihren Reisewunsch damit, dass diese sehr krank sei und ihre Hilfe brauche. Schwingen da möglicherweise auch Schuldgefühle mit, weil sie sich früher nicht viel um sie gekümmert hatte?

Die Großmutter erreichte das stattliche Alter von 95 Jahren und lebte im Hause von Mutters älterer Schwester Lotte, die sie bis zum Tode pflegte. Das fand Gerda wohl ganz selbstverständlich, denn Lotte war ja nur Hausfrau, während sie selber als Buchhalterin einen in ihren Augen überaus gewichtigen Beruf ausübte. Dass Lotte vielleicht einmal eine Auszeit gebraucht hätte, wurde nie in Erwägung gezogen, und ich erinnere mich nicht, dass Mutter jemals auch nur einen Tag ihres Urlaubs geopfert hätte, um ihre Schwester zu entlasten. Da buchte sie lieber mit ihrem Mann eine Kreuzfahrt auf der Donau oder unternahm aufregende Städtereisen.

* * *

2. Juli 2012

Ich stelle fest, dass ich noch nie so intensiv und anhaltend über meine Mutter nachgedacht habe wie jetzt, da sie mir entschwindet. Eine Spurensuche nach dem, was sie zutiefst bewegte und was ihr Innerstes zusammenhielt, wäre mir früher nie in den Sinn gekommen. Das tut mir nun sehr leid. Ich empfand sie als wenig facettenreich und die Vehemenz, mit der sie ihre obsessiven Züge auslebte, wirkte auf

Wie kann ich im Nachhinein filigranere Züge meiner Mutter entdecken? … Vielleicht liegt im Angesicht des absehbaren Endes eine letzte Chance der Nähe.

mich von früh auf so abstoßend, dass es meine Wahrnehmung außerordentlich verengte.

Mein Vater hingegen beteuerte bis in die jüngste Zeit, seine Frau sei ihm letztlich immer ein Rätsel geblieben und ihr gemeinsames Leben sei für ihn eine fortwährende und spannende Entdeckungstour gewesen. Das konnte ich nie nachvollziehen. Aus meiner Sicht kehrte sie ihr Inneres ungefiltert nach außen, und da mir dieses Außen so trivial und oberflächlich erschien, schloss ich letztlich doch ebenso hart wie vorschnell, sie habe eigentlich gar kein Innenleben. Heute tut mir das leid. Damals hingegen wehrte ich mich heftig gegen ihre Moralisierung von Alltagsroutinen.

Meine Abwehr trieb manch seltsame Blüten. Ich erinnere mich an den Einzug in meine Pariser Wohnung im Jahre 1974. Nach meinem Studentenleben in Mansarden und dem ersten Einzimmerappartement in Paris befand ich mich nun von einem Tag zum anderen in einer vergleichsweise großen Dreizimmerwohnung, die es zu möblieren und geschmackvoll zu gestalten galt. Ich war innerlich sehr aufgewühlt und stellte mir die bange Frage, ob es mir gelänge, eine Wohnung herzurichten und sie in einem wohnlichen Zustand zu erhalten, ohne dabei in den Sog der rigorosen Ordnungs- und Sauberkeitsnormen meiner Mutter zu geraten.

Am Tag des Einzuges meinte mein damaliger Freund ganz pragmatisch, wir sollten nun ins nächste Kaufhaus gehen, um Eimer, Schrubber, Putztücher etc. zu besorgen. Mir wurde körperlich ganz übel bei diesen Worten und ich verschloss die Ohren, um die Fortsetzung der Liste nicht hören zu müssen, die nur weitere Schmutzbekämpfungsmittel meiner Mutter enthalten konnte. An diesem Tag wurde kein Schrubber gekauft.

In der Folgezeit unterließ ich alle Aktionen, die Mutter »Ordnung machen« nannte. Jahrelang hatte kein Ding seinen eigenen Platz, und statt eine mir dienliche Systematik zu erfinden, übte ich mich angesichts des herrschenden Dauerchaos im »intuitiven Finden« und brachte es darin zu einer beachtlichen Meisterschaft. Erst mit vierzig Jahren dämmerte mir, dass ein durchdachtes Ordnungssystem viel Zeit und Energie sparen könnte. Ich verbrachte vier Monate damit, um die Gegenstände meiner Wohnung, die unzähligen Papierstapel und 16-Millimeter-Filmrollen in eine sinnvolle Ordnung zu bringen, und möchte seither nicht mehr auf das »intuitive Finden« angewiesen sein. Wenn Mutter nach der »Ordnungswende« zu Besuch kam, mit dem Finger über einen Lichtschalter fuhr, um einen Staubtest durchzuführen, und dann bemerkte: »Aber eine Hausfrau bist Du nicht!«, brauchte ich nicht mehr zu kontern: »Dafür bin ich Wissenschaftlerin und Filmemacherin.« Es berührte mich nicht mehr. Die Zeit reaktiver Abwehr war vorbei.

Als sie begann, ihren eigenen Sauberkeits- und Ordnungsvorstellungen nicht mehr zu entsprechen, und ich ihren Haushalt aus ihrer früheren Perspektive betrachtete, tat sie mir leid.

* * *

Wie kann ich im Nachhinein filigranere Züge meiner Mutter entdecken? Vielleicht nur noch durch eine teilnehmende Beobachtung ihrer Krankheit. Vielleicht liegt im Angesicht des absehbaren Endes eine letzte Chance der Nähe.

* * *

5. Juli 2012

Kurz vor dem Umzug nach Berlin 2008 war ich vielleicht die Erste in der Familie, die Mutters verändertes Verhalten nicht nur als »Aussetzer« betrachtete, sondern eine Alzheimer-Erkrankung für möglich hielt. Im Frühsommer desselben Jahres begleitete ich sie zu einem Neurologen. Nach den ersten gängigen Tests kam ein biographisches Gespräch an die Reihe. Mutter erzählte angeregt von früher und nannte präzise Jahreszahlen für einschneidende Ereignisse. Ihre Eheschließung datierte sie korrekt auf den 6. Oktober 1945. Doch als sie nicht mehr sagen konnte, wann ich als ihr erstes Kind geboren wurde, musste ich schlucken.

Die Fortentwicklung der Krankheit verändert nicht nur Mutter, sondern uns alle, auch unsere Beziehungen untereinander und zu uns selbst.

Der Neurologe diagnostizierte eine Alzheimer-Demenz. Seither gibt es kein Zurück mehr hinter diese Diagnose: Vorbei ist die Zeit, als wir ungewöhnliches und auffälliges Verhalten mit Marotten, Schusseligkeit, Aussetzern oder Altersdepression zu erklären suchten. Die Demenz ist nicht nur *ihre* Realität. Sie ist auch wesentlicher Teil *unserer* Wirklichkeitserfahrung geworden. Die manchmal schleichende, manchmal sprunghafte Fortentwicklung der Krankheit verändert nicht nur Mutter, sondern uns alle, auch unsere Beziehungen untereinander und zu uns selbst.

* * *

8. Juli 2012

Mutter hat ein Gedicht über das Leben geschrieben, auf das sie mächtig stolz ist. Vater war sich nie sicher, ob es wirklich aus ihrer Feder stammt, doch meine Überprüfung mithilfe von Plagiatssuchmaschinen im Internet ergab, dass es tatsächlich ihr eigenes Werk ist. Ich vermute, dass es in ihren 60er Jahren entstanden ist. Sie liest es jedem und bei jeder Gelegenheit vor. Dabei ist anzumerken, dass sie immer noch mit guter Betonung und sinngerechten Pausen vorliest und das auch gerne macht. Mein Cousin Stefan, der in einem Pflegeheim in der Eifel arbeitet, hat es in der dortigen

»Du gehst deinen Weg
und weißt nicht,
wohin,
Du möchtest nur leben,
fragst nicht nach dem
Sinn.«

Heimzeitung veröffentlicht. Das erfüllt sie mit Stolz. Da ist es unerheblich, wenn sie meint, es erst kürzlich verfasst zu haben, und gelegentlich erzählt, sie habe bereits ein neues geschrieben. In amüsanter Erinnerung ist mir ein Gespräch auf der Rückfahrt von einem Krankenhausbesuch bei Vater im Sommer 2009. »Du hast doch Erfahrung mit Veröffentlichungen«, meinte sie ganz unvermittelt zu mir. »Meinst Du, ich könnte mein Gedicht veröffentlichen und ein bisschen Geld damit verdienen?«

Und hier ist ihr Gedicht mit dem Titel »Gedanken zu mir – Lebensweg«:

Du gehst Deinen Weg und weißt nicht wohin,
Du möchtest nur leben, fragst nicht nach dem Sinn.
Du bist jung und hast so viel Zeit,
was kümmert Dich die Ewigkeit?

Höhen und Tiefen durchwanderst Du,
bei den Tiefen machst Du die Augen zu.
Die Höhen möchtest Du genießen
und niemals Deine Augen schließen.
Du denkst, was ist mein Blick so klar,
das Leben ist so wunderbar.

Begegnest Du einem Menschen, den Du liebst,
der auch Dir Liebe und Geborgenheit gibt,
dann hältst Du an
und unterbrichst Deine Bahn,
denn nun fängt das Leben erst an.

Von nun an wandert Ihr zu zweit,
denkt manchmal an die Ewigkeit.
Ach, möchte die Liebe niemals vergehen
und die Zeit doch etwas stille stehen.

Die Jahre, sie fließen dahin
und Du fragst nach des Lebens Sinn.
Es begegnet Dir manches,
was Du nicht verstehst und nicht kennst,
was Du nicht weißt und nicht benennst.

Es reihen sich Zweifel und Hoffnung an,
Du hältst auch mal an auf Deiner Bahn.
Du verlangsamst Deinen Schritt
und kommst auch mal aus dem Tritt.

Solange Du lieben kannst und Anderen geben,
solange ist reich Dein Leben.
Du schaust jetzt auch manchmal zurück,
Du veränderst Deinen Blick.
Du fragst jetzt auch nach der Zeit
und nach der Ewigkeit.

(Veröffentlicht in der 1. Ausgabe 2012 der Hauszeitung »Klösterchen aktuell« des Altenzentrums St. Johannes in Mayen)

* * *

11. Juli 2012

Bereits in der Seniorenresidenz hatte Mutter nach dem Mittagsschlaf Schwierigkeiten, in die alltägliche Wirklichkeit zurückzufinden. Oft suchte sie verzweifelt nach Maya, die »eben noch da war«. Als mein Vater sie einmal nicht mehr beruhigen konnte, stellte er eine Telefonverbindung zur Enkelin her, und Mutter unterhielt sich lange mit ihr. Das Gespräch genoss sie, doch anschließend blieb sie weiterhin untröstlich auf die Vorstellung fixiert, das Kind sei verschwunden.

Ich muss doch irgendwie herausfinden, ob sie etwas über ihren Zustand weiß. Ich nehme mir vor, sie bei passender Gelegenheit zu fragen, ob es sie traurig macht, so viel zu vergessen.

* * *

Mutter liebt üppige Blumensträuße. Ich bemerke aber, dass die Blumen auch dann noch in den Vasen bleiben, wenn sie längst verblüht sind. Sie möchte sie nicht entsorgen, weil sie doch noch »so schön« seien. Meistens verwelken sie im Nu, da sie vergisst, den Wasserstand zu prüfen. Pflanzen in Blumentöpfen gehen ebenfalls schnell ein, weil sie nicht ans Gießen denkt. Doch stehen bleiben sie trotzdem. Alles, was regelmäßige Pflege erfordert, will nicht mehr gelingen.

Nur das, was in ihren Augen »Schmutz« ist, wird nach wie vor energisch bekämpft. Dabei kann sie sich schon einmal bei einer »Schmutzdiagnose« täuschen. Meine Eltern haben zwei mundgeblasene langstielige Glaskelche, auf die sie immer sehr stolz waren. Jeder Putzfrau wurde höchste Vorsicht im Umgang mit ihnen befohlen. Im Vielfarbenspiel eines Kelches bildet der oberste Rand eine feine schwarze Linie. Diese bearbeitete sie vor kurzem mit einem Scheuermittel, weil sie in ihren Augen schmutzig war.

* * *

Ich muss doch irgendwie herausfinden, ob sie etwas über ihren Zustand weiß. Ich nehme mir daher vor, sie bei passender Gelegenheit zu fragen, ob es sie traurig macht, so viel zu vergessen. Stößt meine Frage auf Unverständnis, kann ich darüber hinweggehen. Falls sie aber bejaht werden sollte, könnte ich vielleicht besser auf ihre Einsamkeit und Nöte eingehen und Trost spenden.

* * *

Mutter hat stets das Gefühl, nichts zum Anziehen zu haben. So führe ich sie regelmäßig vor den Kleiderschrank und mache Vorschläge, welche Teile gut zueinanderpassen könnten. Dann erkennt sie nur ihre alten Schätzchen. Zeige ich ihr eine Kombination von neuen Sachen, die ihr gut gefällt, meint sie, man müsse das erst mal anprobieren und nachfragen, wie teuer das sei. Sie fühlt sich dann wie in einer Boutique und weiß nicht, dass ihr die Kleidungsstücke schon längst gehören. Manchmal bewundert sie auch die Schönheit von Gegenständen ihrer Wohnungseinrichtung und weiß nicht, dass sie diese schon seit vielen Jahren besitzt. »So etwas würde ich auch gerne kaufen«, meint sie dann.

* * *

15. Juli 2012

Wie mein Vater heute berichtete, will Mutter derzeit nicht mehr zu ihren Eltern fahren, denn »der Berthold ist gerade bei denen«. Der Bruderkonflikt wühlt sie also weiterhin auf. An einem Tag, an dem sie sehr verwirrt war, nahm sie mich beim Abschied auf die Seite und meinte: »Habe ich Dir schon erzählt, was der Berthold mir alles angetan hat?« »Nee«, sagte ich, »Du hast es nur mal angedeutet.« Daraufhin kam ihrerseits: »Jedenfalls fahre ich so lange nicht zu den Eltern, bis der wieder weg ist.«

Ihr Liedgedächtnis ist zum Glück zuverlässig. Auch an die Melodien kann sie sich gut erinnern. Vielleicht findet sie darin ein Stück Zuversicht und Selbstgewissheit.

* * *

Mutter singt seit jeher leidenschaftlich gerne. Gestern erzählte sie mit verschmitztem Gesichtsausdruck, wie sie es mit der wöchentlichen Gesangsgruppe hält: »Also, wenn ich merke, dass ich da vorwärtskomme (sprich »beachtet« werde), dann bleibe ich. Und wenn nicht, dann sage ich nur: ›Ich will jetzt wegfahren.‹ Dann kommen sie alle und versuchen mich umzustimmen.« Sie kicherte. Mutter hat immer noch noch eine kräftige und klare Stimme, und in der Gesangsgruppe wurde ihr bereits des Öfteren vorgeschlagen, ein Solo zu übernehmen. Ihr Repertoire scheint unerschöpflich zu sein, und die Demenz konnte auf diesem Gebiet ebenso wenig zerstören wie bei ihrer Fähigkeit, Texte zu lesen und mit großer Betonung vorzutragen. Oft verbringt sie Stunden mit Singen. Zu Vaters Leidwesen allerdings auch nachts. Wenn sie in früheren Zeiten sang, war das immer ein Zeichen dafür, dass sie guter Dinge war. Meine Schwester bemerkte als Erste, dass sie nun mit ihren Liedern immer häufiger gegen Angst, Not und Leere ankämpft. Ihr Liedgedächtnis ist zum Glück zuverlässig, da verfügt sie auch nach wie vor über ein großes Repertoire. Auch an die Melodien kann sie sich gut erinnern. Vielleicht findet sie darin ein Stück Zuversicht und Selbstgewissheit.

* * *

Wir unterhielten uns kürzlich über die Langeweile, an der meine Eltern wie sicher alle Bewohner eines Pflegeheimes leiden. Vater sprach ausführlich darüber. Mutter schaltete sich mit dem Vorschlag ein, er könne da doch leicht Abhilfe schaffen, indem er zumindest stundenweise einem Job nachginge.

* * *

Danach wusch ich Mutter die Haare und fragte, ob die Temperatur des Wassers angenehm sei. »Nein«, sagte sie, »jetzt ist es zu hell.« Ich verstand und stellte es wärmer ein. Später reichte ich ihr ein Glas Apfelsaft, das sie zur Hälfte austrank und mit der Bemerkung auf den Tisch zurückstellte, »ein halbes Pfund« sei ausreichend.

* * *

Während meines Nachmittagsbesuches erzählte ich den Eltern, dass ich meine Tochter am Abend zuvor zur Notaufnahme in eine Klinik fahren musste. Mutter schaute mich mit einem Gesichtsausdruck an, der mir verriet, dass sie nichts verstanden hatte. Ich wiederholte und sah, dass sie immer noch nicht erfasste, was vorgefallen war. Erst als ich die Geschichte der Reihe nach erzählte, wie Maya in ihrem Garten von einem Insekt oder einer Schlange gebissen worden war, wie sich später Übelkeit und Erbrechen einstellten etc., konnte sie die Geschichte verstehen. So habe ich beschlossen, nur noch in einfachen und kurzen Sätzen mit ihr zu sprechen und sie dabei immer wieder anzuschauen, um ihr durch den Blickkontakt zu vermitteln, dass sie gemeint ist. Wenn sich mehrere Personen unterhalten, sind Blicke besonders wichtig, die sie in die Kommunikation miteinbeziehen, damit sie sich zugehörig fühlen kann und nicht in ihre innere Welt abdriftet. Ich habe auch bemerkt, dass eine mittlere Stimmlage sie am besten erreicht. Wenn meine Tochter voller Leidenschaft von ihren beruflichen oder privaten Angelegenheiten erzählt, verfällt sie mitunter in eine hohe Stimmlage. Dann »schaltet« ihre Großmutter »ab«.

* * *

Die Pflegeprotokolle sprechen von einer ausgeprägten »Pflegeresistenz«. Nur die Pflegerin Marita ist erfolgreich: Sie nimmt Mutter in den Arm, ist zärtlich und singt mit ihr.

Heute fand ich eine schmutzige Unterhose von Mutter mitten auf dem Couchtisch.

* * *

Mutter fragt stets nach einem Taschentuch. Dann reiche ich ihr ein Tempotuch. Sie schaut sich lange seine Faltungen an und traut sich nicht, sie durcheinanderzubringen, indem sie es benutzt.

* * *

Mutter stinkt. Offensichtlich gelingt es dem Pflegepersonal nur selten, sie zu waschen oder zu duschen, weil sie oft sehr aggressiv und ausfällig wird. Manche Pflegerinnen haben bereits Angst vor ihr, und in den Pflegeprotokollen spricht man von einer ausgeprägten »Pflegeresistenz«. Nur die Pflegerin Marita ist erfolgreich: Sie nimmt Mutter in den Arm, ist zärtlich und singt mit ihr.

Ist der Widerstand gegen das Entblößen des Körpers nicht nachvollziehbar? Ist Scham nicht ein Problem für jeden, der pflege- und hilfsbedürftig und damit abhängig von fremden Menschen wird? Ist Mutters Scham nicht auch ein Zeichen dafür, dass sie noch ein Bewusstsein ihrer Würde hat und um deren Erhalt kämpft? Und zeigt Maritas Erfolg nicht, dass der Zugriff auf den eigenen Körper immer Intimität und Vertrauen voraussetzt?

Die mangelnde Hygiene ist trotzdem nicht hinnehmbar, und wir müssen unbedingt bei den Verantwortlichen im Heim vorstellig werden.

Bemerkenswert ist, dass Mutter ihren Eigengeruch wohl nicht mehr wahrnimmt. Früher hatte sie eine ausgesprochen feine Nase für Körperausdünstungen und ging uns Töchtern jahrelang auf die Nerven, wenn sie im Vorbeigehen vorwurfsvoll murmelte: »Kind, Du müffelst.« Als ich längst in eigenen Wohnungen lebte, kritisierte sie bei Besuchen stets meine Kleiderschränke als »müffelnd«. Ich spürte dann, dass es ihr nicht um eine spezifische Geruchseigenschaft ging, sondern um die bewertende Gleichsetzung von Gerüchen und Moral, also um Kritik an meinem Lebenswandel.

Hat nun ihr Geruchssinn nachgelassen oder hat sie die Werte vergessen, die sie früher mit Gerüchen verband? Ich wäre geneigt, Letzteres anzunehmen, doch habe ich auch gelesen, dass ein manifest schwächer werdender Geruchssinn ein wichtiges Indiz für eine Frühdiagnose von Alzheimer-Demenz darstellt. Seither ertappe ich mich manchmal dabei, meine eigenen olfaktorischen Fähigkeiten zu testen.

* * *

17. Juli 2012

Hatte Mutter bis Ende Mai so gehörig zugenommen, dass ich ihr zwei neue Hosen kaufen musste, sieht man nun mit bloßem Auge, dass diese in nur wenigen Wochen viel zu weit geworden sind. Es lässt sich nicht leugnen, dass sie immer weniger isst. Einerseits sieht sie ständig »Schmutz« im Essen (Gewürzspuren, schwarze Punkte in den maschinell geschälten Kartoffeln etc.), andererseits weiß sie nicht mehr sicher, wie man isst und welches Essen ihr gerade angeboten wird. Ich habe sie vor ein paar Tagen zum Abendbrot begleitet. Auf ihrem Platz stand ein appetitliches Angebot von verschiedenen Sorten Brot und Belag. Angesichts der Fülle war sie schlichtweg überfordert. Ich zerteilte die Brotschnitten, belegte sie

Angst ist die alles übertönende Begleitmusik. Gestern Morgen war sie von der Angst besessen, Männer könnten kommen und sie »abholen«.

mit diesem und jenem und bot sie ihr als »Probierhäppchen« an; und siehe da, sie aß genüsslich und dies nicht zu knapp. Kann sie ihr Essbedürfnis überhaupt noch selbständig befriedigen? Ist Füttern angesagt?

* * *

Mutter war beim hauseigenen Frisör: Färben, Schneiden und Föhnen standen auf dem Programm und erforderten dementsprechend Zeit. Vater hatte sie begleitet, wollte aber trotz ihres Drängens nicht bei ihr warten, weil er sehr müde war und die Zeit für ein Schläfchen nutzen wollte. Das hat sie derart aufgeregt, dass es ihr »auf den Magen schlug«. Mindestens zwei Tage lang hatte sie elendigliche Magenprobleme und verweigerte das Essen. Sie war ein Bild des Jammers. Die Aufregung war wahrscheinlich ihren Ängsten zuzuschreiben. Angst ist die alles übertönende Begleitmusik ihrer Demenz. Gestern Morgen war sie von der Angst besessen, Männer könnten kommen und sie »abholen«.

Lange hatte ich ihre Ängste übersehen, bis mich eine Freundin nach einer gemeinsamen Autofahrt darauf aufmerksam machte. Obwohl ich sehr langsam fuhr, flehte mich Mutter ununterbrochen an, nicht so schnell zu fahren und einen größeren Abstand einzuhalten. Ich antwortete recht gereizt, sie solle mich nur machen lassen und ich sei eine erfahrene Autofahrerin. Meine Freundin meinte nachher, Mutters Angst sei echt, und riet mir, sie sehr ernst zu nehmen.

* * *

18. Juli 2012

Vater hatte vorgestern Geburtstag, er wurde 92 Jahre alt. Zum Abendessen begab sich die gesamte Familie in ein gutbürgerliches Restaurant, das sich in der Nachbarschaft des Heims befindet. Carlotta lud Vater und die Rollatoren in ihr Auto, ich fuhr mit Mutter, und Maya sollte zu Fuß dorthin kommen. Während der kurzen Autofahrt wurde Mutter ganz panisch. Ich fuhr mit einer Hand, mit der anderen hielt ich ihre Hand. Den Gedanken an außenorientierte Unternehmungen können wir uns abschminken. Die Kneipe war urgemütlich, das Essen hervorragend, doch Mutter war die ganze Zeit nur ein Bündel von Angst.

* * *

5. August 2012

Etwas glücklicher ging es in den »Gärten der Welt« zu. Wir hatten ihr bereits zum Geburtstag versprochen, dorthin zu fahren, weil sie Erinnerungen an einen früheren Besuch bewahrt hatte. Doch nie spielte das Wetter mit. Heute ergriffen wir die Gelegenheit beim Schopfe, da es so aussah, als halte das Sonnenwetter den ganzen Tag über. Wir fuhren mit zwei Autos, Carlotta mit Vater und seinem Rollstuhl, ich

»Aber wo fahren wir denn hin? Wo ist denn eigentlich unsere Wohnung?«

mit Mutter und ihrem Rollstuhl. Die Fahrt verlief ohne Panik. Wir ließen uns gemütlich im chinesischen Pavillon nieder und beschlossen, anschließend noch einen der vielen anderen Gärten zu besichtigen. Vorher wollte ich Mutter zur Toilette begleiten, da ich wusste, dass sie vor jeder Ortsveränderung »ein paar Tröppelchen« machen muss. Der Weg zum Toilettenhäuschen war lang genug, um sie im Rollstuhl dorthin fahren zu müssen. Ein Stück des Weges bestand aus sehr holprigen Pflastersteinen, und das erschwerte das Schieben des Rollstuhls. Das Ruckeln versetzte Mutter sofort in allerhöchste Panik, sie schrie und jammerte.

Das zeigte mir, wie schnell eine Situation kippen kann. Das Gefühlsleben von Menschen mit Demenz ist offensichtlich nicht nur äußerst intensiv, sondern auch extrem schwankend, was dazu beiträgt, dass die Betroffenen jeder momentanen Befindlichkeit und allen aktuellen Reizen schutzlos ausgesetzt sind und nicht mehr aus sich selbst heraus Ruhe finden können.

Es dauerte mindestens eine halbe Stunde, ehe sie wieder ruhiger wurde. Sie konnte sich zwar noch kurzfristig an der schönen Gartenanlage erfreuen, verlangte aber unüberhörbar eine schnelle Rückkehr nach Hause. »Es wäre schön, wenn wir ein Auto hätten.« – »Haben wir ja, es steht auf dem Parkplatz.« – »Aber wo fahren wir denn hin? Wo ist denn eigentlich unsere Wohnung?« – »Keine Angst, wir kennen den Weg bis zum Weidenweg 44 ganz gut.« Nur ja den Sprechfluss aufrechterhalten, dachte ich, obwohl doch klar war, dass sie nach keiner Adresse gefragt hatte, sondern nach ihrem verlorenen inneren Zuhause.

* * *

Mutter hat bereits 6 Kilo abgenommen. Das beunruhigt mich. Wir müssen auch das unbedingt mit der Pflegeleitung besprechen.

* * *

Mein in der Geburtsurkunde eingetragener Vorname lautet Barbara. In meiner Kindheit und Jugend war ich dessen ungeachtet für die Eltern und alle Welt »die Bärbel«, bis ich darauf bestand, fortan Barbara genannt zu werden. Mit der Zeit gewöhnten sich alle daran. Meine Schwester heißt offiziell Brigitte. In bereits fortgeschrittenem Alter wählte sie Carlotta als neuen Vornamen, um ihre innere Beklemmung darüber zu überwinden, dass vor ihrer Geburt bereits eine Schwester Brigitte hieß, die nach wenigen Monaten verstarb. Die Eltern fanden diesen Wahlnamen zwar nicht schön, bemühten sich aber aufrichtig, ihn konsequent zu verwenden. Mittlerweile kann Mutter weder etwas mit Barbara, noch mit Carlotta verbinden, und so haben sich unsere Vornamen aus der Kindheit wieder durchgesetzt.

* * *

6. August 2012

Mutters Krankheit führt zu gefährlichen Selbstbeobachtungen. Wenn ich früher etwas verlegte oder mich an etwas nicht erinnern konnte, dann hatte ich es eben einfach verlegt oder vergessen. Heute bin ich in solchen Fällen höchst alarmiert. Nach den kräftezehrenden Krankheitsmonaten meines Vaters im Jahre 2009 machte ich mit einer Freundin Urlaub auf Sylt. Als mir bei einem Strandspaziergang das blöde Wort »Mettwürstchen« partout nicht einfallen wollte, machte mich das halb verrückt. Es fällt mir schwer, mich an Namen zu erinnern – und manchmal erinnere ich mich auch nicht an Gesichter. Aus lauter Angst vor einer künftigen Demenz habe ich damals eine extrem teure Zusatzversicherung abgeschlossen, die bei Ausbruch einer dementiellen Krankheit in Leistung tritt. Auch nehme ich jeden Tag mehrere Löffel Kokosöl zu mir, das angeblich die Glukoseversorgung von Gehirnzellen fördert und dadurch einer Demenzerkrankung vorbeugen soll …

> ***Als mir bei einem Strandspaziergang das blöde Wort »Mettwürstchen« partout nicht nicht einfallen wollte, machte mich das halb verrückt.***

* * *

7. August 2012

Möglicherweise hat Mutter gestern zum ersten Mal nicht realisiert, dass ich bei ihr war. Ich hatte Pflaumenkuchen mitgebracht, saß mit den Eltern bei Kaffee und Kuchen am Wohnzimmertisch und erreichte mit kleinen Häppchen, dass Mutter fast ein ganzes Stück mit einer gehörigen Portion Sahne aß. Die Sahne erkannte sie allerdings nicht und meinte: »Es wäre schön, wenn da jetzt noch Sahne dabei wäre!« Dann sagte sie unvermittelt: »Unsere Bärbel ist ja ständig woanders unterwegs.« »Jetzt sitzt sie neben Dir«, antwortete ich. »Ach ja«, kam es von ihrer Seite, so als wache sie auf. Ich hatte gleich bemerkt, dass sie an diesem Nachmittag stark verwirrt war. Sie hatte über einem Sommer-T-Shirt einen Cashmere-Pullover an, den sie bis zum oberen Brustansatz hochgerollt hatte. Bei meiner Ankunft kam sie mit tief nach unten gesenktem Blick aus dem Badezimmer und nahm mich nicht wahr. Als ich sie aufforderte, an den Kaffeetisch zu kommen, verstand sie nicht, was ich damit meinte, und setzte sich erst einmal auf die Couch. Ich hatte einige Mühe, sie an den Tisch zu bringen. Da saß sie dann ganz verloren wie in einer verletzbaren hauchdünnen Hülle, in der sie nicht mehr zu Hause war. Sie bekam, was seit geraumer Zeit

Heute veranstaltete ich einen »Schönheitsnachmittag« mit Mutter, wusch ihr die Haare und schlug eine Verwöhnkur für die Hände vor. Mutter war glücklich.

immer häufiger vorkommt, keinen verständlichen Satz zusammen.

* * *

Meine Schwester hatte sie vor ein paar Tagen unter dem arg geröteten Brustansatz eingecremt. Gestern erzählte Mutter ihr am Telefon allerlei Unverständliches und berichtete, dass ihr in einem Lebensmittelgeschäft verdorbene Pilze verkauft worden seien. Das sei ganz schlimm gewesen und man müsse die jetzt wegpacken etc. Carlotta hatte einen Geistesblitz und verstand, dass sie wohl mitteilen wollte, ihre Hautreizungen seien eine Pilzerkrankung.

* * *

Die ungepflegten Fingernägel lassen keinen Zweifel zu, dass es sich unter den schwarzen Rändern um Kot handelt. Ich wundere mich, dass ihr das nicht auffällt, da sie ansonsten doch alles »Schmutzige« mit Argusaugen wahrnimmt und auf der Stelle zu entfernen sucht. Heute veranstaltete ich einen »Schönheitsnachmittag« mit Mutter, wusch ihr die Haare und schlug eine Verwöhnkur für die Hände vor. Wir begannen mit einem Seifenbad, dann säuberten wir die Fingernägel mit einer Nagelbürste. Danach cremte ich die Hände mit »Handbalsam« ein. Zum Schluss entfernte ich Nagellackreste und feilte die Fingernägel. Mutter war glücklich. Ich war erleichtert, die schleichende Verwahrlosung für einen Moment gestoppt zu haben. Anschließend versuchte ich vergeblich, einen großen Kotfleck auf dem Sessel neben ihrem Bett zu entfernen.

* * *

Wenn ich den Berichten der Wohnbereichsleiterin Glauben schenken darf (Vater wirft mir und meiner Schwester vor, dass wir den PflegerInnen mehr glauben als seinen Worten), soll Mutter vor einigen Tagen sehr ausfallend gegen die Neurologin geworden sein. Diese versuchte anschließend mich anzurufen, konnte mich aber nicht erreichen. Wie hat sie meine Nummer erfahren? Was will sie mir sagen? Ich vermute, dass sie bei der Pflegeleitung angefragt hatte, ob jemand eine Vollmacht für Mutter habe, und auf diesem Weg meine Telefonnummer erhielt. Wollte sie mir sagen, dass Mutter aus ihrer Sicht auf der allgemeinen Station nicht mehr haltbar ist und in die Demenzstation verlegt werden sollte?

* * *

15. August 2012

Gestern rief mich Vater völlig aufgewühlt an. Mutter war wohl mit einer gereizten Grundstimmung aufgewacht. Als er ihr wie gewohnt beim Anziehen half, wollte es mit dem Pullover nicht so recht klappen. Sie verstand einfach nicht, wie man in die Ärmel gelangt, und als er ihre Arme führen wollte, wurde sie wütend. Der nächste Ausbruch erfolgte beim Versuch, sie zur Einnahme der Tabletten zu bewegen. Obwohl sie die ganze Nacht unter starken Schmerzen gelitten hatte und in ihrer Mobilität sehr eingeschränkt war, verweigerte sie wie üblich jede Medizin. Das machte ihn fertig. Als er mich anrief, lehnte sie ein Gespräch mit mir ab und rief immer wieder mit trotziger Stimme: »Ich bin gesund! Ich bin gesund!« Es sieht so aus, als bündele sich ihre gesamte Vitalität thematisch in der Tablettenverweigerung und in ihren nur allzu bekannten heftigen Ausbrüchen: Dieselbe sich überschlagende Stimme, derselbe Gesichtsausdruck, derselbe böse Blick. Das macht mich selber aggressiv, ich möchte sie schütteln und rütteln, und ich stelle mir immer mal wieder vor, sie wie ein ungezogenes Kind auszuschimpfen, etwa so: »Du bist ein ganz ungezogener Watz! Wenn Dein Vater wüsste, was Du hier für einen Terror veranstaltest, dann würde er Dir mal gehörig den Marsch blasen!« Ich habe mir diese Tirade natürlich immer verkniffen; sie würde ja nichts ändern. Ich machte mich gestern aber doch recht übellaunig auf den Weg und fand sie mit beleidigtem Gesicht auf dem Sofa sitzen. Als sie dann gleich meine ersten Worte falsch verstand, antwortete ich schärfer als gewöhnlich: »Du ziehst ja auch nie Dein Hörgerät an, und bei Dir muss ich immer schreien.« Da verfins-

Ich möchte sie schütteln und rütteln, und ich stelle mir immer mal wieder vor, sie wie ein ungezogenes Kind auszuschimpfen.

terte sich ihr Gesicht noch mehr, ich aber verscheuchte meine Gereiztheit. Mir wurde klar, dass mein Bestreben doch sein musste, sie zu innerer Ruhe zu bringen, und so verführte ich sie zu einem Ausflug in den Garten. Vater konnte sich dann in der Wohnung etwas erholen. Mutter und ich saßen eine Stunde lang friedlich auf einer lauschig gelegenen Bank, sie freute sich an der Natur und plauderte unentwegt. Und wieder entstand für einen Moment der Eindruck, dass sie nicht ganz realisierte, dass ich bei ihr war. »Wer ist denn nun bei uns: Brigitte oder Bärbel?« Ich antwortete: »Brigitte ist daheim, jetzt ist die Bärbel bei Dir!« Da schaute sie mich halb amüsiert an: »Das weiß ich doch, dass Du hier bist!« Ansonsten brachte sie während der ganzen Zeit keinen verständlichen Satz hervor. Manchmal konnte ich zeitversetzte Reaktionen auf Passagen meiner Erzählungen erkennen, aber mit Verben und Adjektiven formuliert, die keinen inhaltlichen Bezug zu dem Gesagten hatten. Gestern dominierten Ausdrücke, die mit Einkäufen und Preisvorstellungen zu tun hatten. So meinte sie beispielsweise beim Anblick der beiden Türme, die man sowohl von der Wohnung als auch vom Garten aus sehen kann: »Die kenn' ich gut, da kommt man ganz billig hin«, was wohl heißen sollte: »Die sind ganz nah.« Sie müht sich die ganze Zeit fürchterlich ab, ihre Worte zu finden.

* * *

Gewisse Themen scheinen sie wie auf einer ständigen Begleitschiene zu bedrängen und kommen in wechselnden Intervallen zum Ausdruck. So erwähnt sie immer wieder ihren Bruder Berthold, wobei mir auffällt, dass die Bemerkungen an Schärfe zunehmen. Meinte sie vor kurzem noch, sie wolle nicht eher zu ihren Eltern fahren, bis »der« wieder weg sei, so hieß es vor einigen Tagen, sie wolle nicht zu ihren Eltern, weil sie Angst habe, dass er ihr etwas antäte. Ja, sie befürchtete auch, er könne sogar ihre Eltern umbringen.

Man kann eine längst vergangene Geschichte so ausdrücken, dass die Vergangenheit nie abgeschlossen ist, sondern als etwas lebendig Nachwirkendes das emotionale Erleben dieses Moments bestimmt.

* * *

Die Eltern sind nicht tot, auch der verhasste Bruder und die mit dem Vorwurf des Kidnappings bedachte Schwägerin nicht, obwohl selbst die Gräber all dieser Verwandten schon längst nicht mehr vorhanden sind. In ihrer emotionalen Bewertung belastender Vergangenheitsgeschichten lässt Mutter deren Akteure in ihrem Gefühlsleben wiederauferstehen. Das erinnert mich an ein Erlebnis bei den Kashinawa-Indianern des peruanischen Amazonasgebietes, das mich nachhaltig beeindruckt hat. Eines Tages kam eine ältere Frau in meine Hütte. Sie wirkte völlig aufgelöst, stöhnte, jammerte und raufte sich die Haare. Auf meine Fragen hin erzählte sie mir, ihr Mann sei auf der Jagd von einem Jaguar getötet worden. Ihr Bericht voll schrecklicher Details und ihre aufgewühlte Stimmung berührten mich zutiefst, und am liebsten hätte ich gleich auch geweint. Später dachte ich über ihre Aussagen aus linguistischer Sicht nach und entdeckte anhand der Häufung eines bestimmten Suffixes, dass das Ereignis mindestens 20 Jahre zurücklag, aber als gefühlte Gegenwart kommuniziert worden war. Die Kashinawa-Sprache unterscheidet sechs unterschiedliche Vergangenheitszeiten. So reicht die unmittelbare Vergangenheit bis zum letzten Sonnenuntergang, die entfernteste verweist auf die mythischen Ursprünge allen Seins. Die emotionale Bewertung eines zeitlichen Geschehens lässt den Kashinawa einen großen Spielraum, mit den unterschiedlichen Vergangenheitsformen umzugehen. So kann jemand von einem gerade geschehenen Vorgang berichten und ihn sprachlich in eine entrückte Vergangenheit verlagern. Dadurch gibt er unmissverständlich zu verstehen, dass er sich von dem Vorfall distanziert. Oder man kann, wie die erwähnte Witwe, eine längst vergangene Geschichte als gegenwärtiges Geschehen berichten und so – wie offensichtlich auch meine Mutter – ausdrücken, dass die Vergangenheit nie abgeschlossen ist, sondern als etwas lebendig Nachwirkendes das emotionale Erleben dieses Moments bestimmt.

* * *

18. August 2012

Es tut weh, Mutter beim Essen zuzuschauen. Heute waren wir zusammen mit Vater und Carlotta in einem Restaurant. Zunächst beschäftigte sie sich lieber mit einem Papiertaschentuch als mit dem Essen. Ganz gebeugt saß sie da und faltete das Tuch zu einem winzig kleinen Päckchen. Dann riss sie vorsichtig ein klitzekleines Viereck heraus, um sich damit die Nase zu putzen. Danach landete es auf dem Tisch. Nach mehreren Aufforderungen führte sie schließlich ein Stückchen Fleisch in den Mund, kaute, holte es wieder heraus, zog mit den Fingern daran, bis kleinere Stücke entstanden, die sie dann auf den Boden warf. Ich kann nachempfinden, dass sich Vater im Speisesaal vor spöttischen Blicken von Tischnachbarn fürchtet und seit geraumer Zeit die Mahlzeiten ins Wohnzimmer bringen lässt, und es ist fraglich, wie lange wir überhaupt noch mit ihr öffentliche Räume aufsuchen können.

Ich beobachte auch, dass sie nicht mehr erfasst, dass in einem Restaurant oder Café KellnerInnen das Geschirr und die Essensreste abräumen. Stets will sie das erledigen und ist unglücklich, weil sie nicht weiß, wie sie es anstellen soll.

* * *

19. August 2012

Die Beobachtungen von scheinbar kleinen Irritationen werden so zahlreich, dass ich sie derzeit gar nicht mehr in einen größeren Zusammenhang stellen kann. Ein aktuelles Beispiel: Heute brachte ich ein Pilzgericht mit, Maya kam hinzu, und wir aßen zu viert am runden Tisch. Mutter schaute auf den Teller, demonstrierte Ekel und wollte nichts anrühren. Maya versuchte sie zu verführen: »Schau mal Oma, das hat die Mama extra für Dich gekocht. Das sind leckere Pilze.« Die braune Soße und die Konsistenz der Pilze überforderten sie vielleicht. Sie aß ein paar Häppchen, zog einen Pilz wieder aus dem Mund und zerlegte ihn wie neulich schon das Fleisch im Restaurant und verpackte die Bröckchen sorgfältig in eine Serviette. Dann war es mit dem Essen vorbei. Ihre ganze Aufmerksamkeit galt nur noch dem Falten von Servietten. Ich hatte als Nachtisch einen Himbeerquark mitgebracht, den sie allerdings mit Appetit aufaß. Vielleicht kann man sie hauptsächlich nur noch mit Süßspeisen zum Essen verführen.

»Wir sind hier zu Hause«, meinte Vater. Sie darauf in recht scharfem Ton: »Nein, wir sind hier nicht zu Hause, machen wir uns doch nichts vor!«

Nach der Mahlzeit führten Maya und ich sie auf die Terrasse im Erdgeschoss. Dort galt ihre ganze Aufmerksamkeit den unteren »Löffeln« (sprich: Knöpfen) ihrer neuen Bluse, die sie schon »als junges Mädchen« getragen habe, jetzt aber nicht mehr leiden könne. Ich: »Wenn wir gleich wieder oben sind, suchen wir uns einfach eine andere im Kleiderschrank.« Sie machte ein bedenkliches Gesicht: »Na, da muss ich aber vorsichtig sein, ich hab' nicht so viel Geld!« Und wie schon mehrmals, fragte sie später vor dem Kleiderschrank, wie viel denn das ein oder andere Kleidungsstück koste. Wir wechselten mit einiger Mühe die Bluse, dann wollte sie sie auf dem Sofa wieder ausziehen. Als Maya versuchte, ihr dabei zu helfen, wurde sie zornig: »Hier gefällt es mir nicht.«

Am Vortag hatte Carlotta vergeblich versucht, sie zu einem Gang in den Garten zu bewegen. Angeblich war es ihr zu kalt. Das Thermometer zeigte 30 Grad. Heute war es ihr zu heiß. Temperaturbewertungen scheinen nur noch dazu zu dienen, Unbehagen auszudrücken. Wir sahen sehr wohl, dass sie sich auf der Terrasse nicht entspannte. Wir bemerkten auch andauernd neue Anflüge von Panik. »Wo ist denn meine Tasche?« – »Wo ist denn der Heinrich?« – »Wie kommen wir denn wieder nach Hause?« Sie war voller Unruhe. So fuhren wir nach einer halben Stunde wieder in den ersten Stock. Beim Verlassen des Aufzuges geriet sie erneut in Panik. Sie verfehlte zum ersten Mal die Flurrichtung, jammerte, dass ein weiter Weg vor uns läge und war regelrecht kopflos. Als wir das Wohnzimmer betraten, fragte sie sofort den Vater, wie sie denn nun nach Hause kommen könnten. »Wir sind hier zu Hause«, meinte er. Sie darauf in recht scharfem Ton »Nein, wir sind hier nicht zu Hause, machen wir uns doch nichts vor!« Und an mich gewandt: »Bärbel, wenn Du gleich nach Hause fährst, kannst Du uns dann zu unserer Wohnung mitnehmen?«

Später rief ich von daheim aus an. Der Vater hob wie gewöhnlich ab und meinte nach kurzen Momenten ebenfalls wie gehabt: »Ich geb' Dir mal Deine liebe Mutter.« Aus dem Hintergrund kam: »Was, Deine Mutter?« Er: »Nein, die Mutter von der Bärbel.« Sie: »Die Mutter von der Bärbel? Wer ist denn das?« Wir plauderten kurz miteinander, sie suchte krampfhaft nach einem Wort, kam aber nicht darauf. »Heinrich, nun sag doch, was ich meine!« Er antwortete »Wasser«. Sie ins Telefon: »Der sagt Wasser, da brauch ich doch nichts anderes zu sagen!« Was sie mir mitteilen wollte, konnte ich nicht erraten. Mir wurde aber bewusst, welch überlebenswichtiger Anker Vater für sie ist, dessen Hilfestellungen sie immer vertrauen kann. Am Schluss des Telefonats meinte sie noch: »Du bist doch die Bärbel?« Auf meine Bestätigung hin: »Von weitem war ich mir da nicht so sicher.«

* * *

Ich werde ab dem 20. September drei Monate lang in China sein. Mich beschleicht die Ahnung, dass mich meine Mutter bei der Rückkehr möglicherweise nicht mehr erkennen wird – und nehme es in Kauf.

* * *

23. August 2012

Letzte Woche hatten Carlotta und ich ein längeres Gespräch mit der Pflegeleitung. Kritikpunkte des Vaters mussten vorgebracht und Probleme behoben werden. So lastet beispielsweise wie ein Damoklesschwert Vaters Begutachtung durch den Medizinischen Dienst der Krankenversicherung (MDK) auf uns, welche auf Anregung der Pflegeleitung stattgefunden hatte. Ziel war eine Herabsetzung der Pflegestufe zwei, die nach seiner schweren Krankheit seinem damaligen Zustand entsprach, nun aber nicht mehr angebracht ist. Pflegestufe eins käme uns auch finanziell gelegen, denn das würde eine monatliche Ersparnis von etwa 500 Euro bedeuten. Doch Vater legte eine derartige Performance hin, dass als Ergebnis Pflegestufe Null zu befürchten ist. Ich habe bereits die Messerchen gewetzt und die Argumente für einen sofortigen Einspruch gesammelt. Auch die Pflegeleitung will einen Einspruch einreichen. Als hätten wir nicht schon genug Sorgen mit den Eltern, steht nun vielleicht auch noch ein Papierkrieg an! Und das so kurze Zeit vor meiner Abreise nach China!

Als hätten wir nicht schon genug Sorgen mit den Eltern, steht nun vielleicht auch noch ein Papierkrieg an!

Dann erörterten wir das Problem der Essensverweigerung. Da Mutter stets zuerst sämtliche schwarzen Pünktchen aus dem Essen fischt, vergisst sie schließlich zu essen oder kommt zu dem Schluss, dass sie keinen Hunger hat.

Wir beschlossen gemeinsam den Versuch, ihr das Essen einige Tage lang püriert anzubieten. Es ist ein Versuch ohne Erfolgsgarantie.

Zum Schluss besprachen wir die immer schärfer werdende Tablettenverweigerung. Wir erfuhren, dass sie die »Demenztablette« problemlos akzeptiert, da sie ihr abends als Lutschblättchen für »gute Mundhygiene« verabreicht wird. Möglicherweise assoziiert sie Medikamente mit »Gift« (das Essen auch?). Wir waren uns einig, dass die Schmerzmedizin unverzichtbar ist und kamen auf die Idee, sie ihr in Form von Schmerzpflastern zu verabreichen. Ich kündigte auch an, mich mit dem Hausarzt zu beraten, ob man nicht die übrigen Medikamente einfach weglassen könne. Das Zusammenleben mit Vater und das Verhältnis zu den Pflegekräften wären jedenfalls entschieden weniger durch andauernde Spannungen und Ausbrüche belastet. Wären tatsächlich lebensbedrohliche Folgen zu befürchten? Und wenn ihr Leben nun durch den Wegfall der Medikamente verkürzt würde? Ich ertappe mich bei dem Gedanken, dass ich das bis zu einem gewissen Ausmaß akzeptieren könnte. Soll sie vielleicht über Jahre in Dauerpanik leben? Ich weiß aus vielen Berichten über Menschen mit Demenz, dass die meisten über einen unerträglich langen Zeitraum hinweg nur noch in Angst und Schrecken vor sich hin vegetieren und auch in Panik sterben. Wünsche ich das meiner Mutter?

* * *

25. August 2012

Die Phantasien bezüglich ihres längst verstorbenen Bruders Berthold verschärfen sich. Mutter machte es gestern bei Carlotta zum Thema, und heute hatte sie wieder einmal Angst, dass er leibhaftig auftauchen und sie umbringen könnte. Deshalb werde sie auch das Haus nicht mehr verlassen. Etwas später bekam ich am Telefon mit, wie sie sich weigerte, mit einer Pflegerin im Garten spazieren zu gehen: Aus Angst, ihr Mann könnte weggehen und sie verlassen. Es bedurfte einiger Überredungskunst und der Versicherung ihres Mannes, dass er immer und ewig bei ihr bleibe, bis sie schließlich den Gang an die frische Luft wagte.

Angst und Sicherheitsbedürfnis bestanden schon lange. So musste Vater in der betreuten Wohnung alle Türen abschließen, was zu manch einem Konflikt führte. Auch in Bottrop musste abends immer alles sorgfältig abgeschlossen werden. Damals ging es aber eher um die Angst vor Diebstahl. Nun ist es die nackte Angst um Leib und Leben!

* * *

26. August 2012

Heute war Mutter bei vergleichsweise klarem Verstand und unterhielt sich angeregt mit mir im Garten. Ich konnte fast alle Sätze inhaltlich verstehen. Ihr Grundthema war wieder einmal der Bruder. Sie erzählte von ihrer ständigen Angst, alleine außer Haus zu gehen (was sie nie macht), denn sie befürchte, dass Berthold plötzlich vor ihr stünde und ihr etwas antun wolle. Außerdem täten ihr die Eltern leid, da er doch ganz dicht bei ihnen im nächsten oder übernächsten Haus lebe. Ich versuchte eine arglose Version und meinte, dass er ihnen vielleicht sogar im Alltag helfe. »Nein, nie und nimmer!«, kam es wie aus der Pistole geschossen. Ich blieb bei meinem Versuch zu entschärfen: »Naja, wir wissen ja, dass er von früh auf verzogen wurde und dass das seinen Charakter geprägt hat. Aber ein Verbrecher und Mörder ist er deswegen noch lange nicht. So etwas hat es in der Familie auch noch nie gegeben.« Mutter verzog das Gesicht voller Skepsis. Nun versuchte ich eine andere Strategie. »Deine Angst kannst Du ruhig begraben, denn der Berthold kennt ja nicht einmal Eure Adresse.« »Woher soll man das wissen?« Ich: »Na, hör mal, das letzte Mal haben wir ihn bei Eurer Goldenen Hochzeit in Bottrop gesehen. Danach gab es keinen Kontakt mehr. Der weiß nicht einmal, dass Ihr aus Bottrop weggezogen seid!« Die Anspannung ließ nun merklich nach. Halten wird die Beruhigung natürlich nicht, aber jeder Moment gewonnener Entspannung ist kostbar.

Sie rührte mich außerordentlich mit der Bemerkung: »Wenn Du bei mir bist, ist es immer schön und ich fühle mich wohl.« Auch ich fühlte mich in diesem Moment meiner Mutter ganz nah.

Danach sprach sie aus heiterem Himmel ein Thema an, das womöglich darauf hinweist, dass ihr zumindest bewusst ist, alles zu verlegen. Sie wisse nicht, wo sie die vielen

Papiere einordnen müsse und sei sich immer so unsicher, weil sie doch nichts falsch machen wolle. Ich tröstete sie und meinte, die wichtigen Papiere seien alle in eigenen Aktenordnern abgeheftet, und es gebe lediglich die weniger bedeutenden Sachen wie Broschüren, Briefe und Werbeschriften auf dem Couchtisch. Da könne sie gar nichts falsch machen. Offensichtlich genoss Mutter unser »Gartengespräch«, und sie rührte mich außerordentlich mit der Bemerkung: »Wenn Du bei mir bist, ist es immer schön und ich fühle mich wohl.« Auch ich fühlte mich in diesem Moment meiner Mutter ganz nah. Ich hatte gespürt, dass ihr Ausspruch, sie habe Angst, etwas falsch zu machen, aus ihrem tiefsten Inneren kam. Er lässt mich nicht mehr los. Könnte es sein, dass einige ihrer obsessiven Handlungsmuster damit zusammenhingen? Waren Perfektionismus, Ordnungs- und Sauberkeitswahn vielleicht in dem krampfhaften Wunsch begründet, ja alles »richtig« zu machen? In der Vorstellung, alles richtig machen zu *müssen*? Was oder wer flößte ihr die Furcht ein, sie könne etwas »falsch« machen? Welche Strafvorstellungen gingen mit dieser Angst einher und verliehen ihr solch zwanghafte Macht?

Könnte es sein, dass eine Spur zur Großmutter mit ihren bedrohlichen Vorstellungen von Sündhaftigkeit und Gottesstrafe führt, die Gerda zwar nicht in deren religiöser Ausprägung übernahm, wohl aber in Denk- und Handlungsmuster überführte, in denen Reinlichkeit für moralische Reinheit und Ordnung für moralische Tadellosigkeit standen?

Versprachen Sauberkeit und Ordnung als Wertvorstellungen vielleicht deshalb Fehlerlosigkeit und Selbstgewissheit, weil sie fassbare Kategorien darstellen und ähnlich wie die von der Großmutter eingeimpfte Opposition von »gut« und »böse« eine leicht zu handhabende Unterscheidung von »sauber/unsauber« und »ordentlich/unordentlich« ermöglichen? Ein Denken in solchen Gegensätzen ist zwar einengend, aber auch entlastend, da keine verunsichernden Zwischentöne und Grauzonen berücksichtigt werden müssen. Ich beginne mich zu fragen, ob meine »frühere« Mutter in Wirklichkeit ein ängstlicher Mensch und keineswegs so stark war, wie sie wirkte. Mit ihren kategorischen Vorstellungen, ihrer Heftigkeit und szenischen Macht überspielte sie vielleicht ihre innere Unsicherheit, um sich zu stabilisieren. Möglicherweise ahnte oder wusste das auch mein Vater.

Verschob sich die von klein auf eingeimpfte Angst vor dem omnipräsenten Blick des strafenden Gottes nicht generell auf den Außenblick der Leute, deren Meinung Mutter immer so wichtig war? So wurde zum Beispiel vor jeder Einladung ein ungeheurer Putzaufwand getrieben. Sämtliche Fenster und Böden mussten geputzt, die Teppiche gründlich gesaugt und die Möbel poliert werden. Auch der Hauseingang wurde geputzt, die Haustür auf Hochglanz gebracht und als Krönung wurde sogar die Außenlampe gesäubert. Es hätte ja jemand den Blick nach oben richten können. Mutter war dann völlig fertig und hatte kaum noch Zeit, sich rechtzeitig umzuziehen. Meistens begrüßte Vater die ersten

Gäste, während sie sich im Badezimmer fein machte. Dann war es endlich so weit: Wie Phönix aus der Asche wiederauferstanden ging sie auf ihre Gäste zu und gab sich ganz der Rolle einer charmanten und heiteren Gastgeberin hin. Niemand hätte je das Ausmaß der Plackerei vermuten können, die diesem Moment vorausgegangen war.

Doch auch in gravierenden Dingen war die etwaige Meinung Außenstehender ausschlaggebend. So wurde Maya angehalten, nichts von meiner Trennung von ihrem Vater zu erzählen und später die Geburt einer Halbschwester zu verschweigen. Ich kann mir heute noch nicht verzeihen, in dieser Angelegenheit nicht eingegriffen und mein Kind dieser Belastung ausgesetzt zu haben.

* * *

27. August 2012

Vater geht es seit einer Woche nicht gut. Er leidet unter heftigen Schwindelanfällen, die manchmal bis zu sieben Stunden dauern und für die bislang keine medizinische Erklärung gefunden werden konnte. Mir fällt auf, dass Mutter seither in merklich besserer Verfassung ist. Ihre Sätze sind verständlicher, die Essensverweigerung hat etwas nachgelassen, und als Höhepunkt hat sie sich gestern Morgen während einer Schwindelattacke ihres Mannes

»Ich weiß ja, dass Du es bist, aber eben, als Du auf dem Sofa lagst, war ich mir da nicht so sicher.«

alleine angezogen. Fühlt sie, dass er in Gefahr ist, und strengt sich an, die Grenzen ihrer Möglichkeiten ein klein wenig zu verschieben? Ich erkenne allerdings auch ein altes Paarmuster der Eltern, demzufolge die Schwäche des einen stets zu einer zunehmenden Stärke des anderen führte. Nie waren beide gleichzeitig stark oder schwach.

* * *

Heute aßen Carlotta und ich mit den Eltern in ihrer Wohnung zu Mittag. Ich hatte eine Rindfleischbrühe mit Markklößchen mitgebracht, die beide mit großem Appetit löffelten. Danach gab es das Suppenfleisch mit Meerrettichsahne und Baguette. Vater aß weiterhin mit Lust und Freude, während Mutter in Abwehr verfiel. Die dunkle Farbe des Fleisches war ihr unappetitlich, mit der Sahne konnte sie nichts anfangen, und ein bereits gekautes Stück Baguette landete wieder auf dem Teller. Wir insistierten nicht. Danach schlugen wir für alle ein Mittagsschläfchen vor, bevor Carlotta Waffeln backen würde. Die Eltern legten sich auf ihre Betten, wir Töchter ließen uns auf den beiden Sofas im Wohnzimmer nieder. Nach kaum einer Viertelstunde hörten wir, wie Mutter zu plaudern begann und damit unser aller Mittagsruhe zunichte machte. »Heinrich, schläfst Du?« … »Heinrich, ist die Bärbel schon weg?« … »Du, ich will mal nachsehen!« … Sie stand auf, schaute zuerst im Badezimmer nach, dann öffnete sie die Wohnungstür und rief »Hallo! Hallo!« in den Flur. Sie kehrte zurück, nahm die offen stehende Wohnzimmertür nicht wahr und meinte enttäuscht zum Vater: »Die sind schon weg!« Als er ihr beschrieb, wie sie ins Wohnzimmer gelangen würde, kam sie herein und stellte sich vor uns. Nach einer Minute öffnete ich ein klein wenig die Augen. Ihr Anblick rührte mich zutiefst. Sie stand da wie ein kleines Kind mit großen, erwartungsvollen Augen. Okay, dann war die Siesta halt vorüber! Nach einiger Zeit meinte sie: »Ich weiß ja, dass Du es bist, aber eben, als Du auf dem Sofa lagst, war ich mir da nicht so sicher.«

Abends rief Vater bei mir an, weil er wieder einmal ratlos war. Mutter hat seit ein paar Tagen eine schmerzhafte Stelle hinter dem rechten Ohr, die wir mit einem guten Schmerz-Öl eingerieben hatten. Nun, da die Abwechslung des Mittags und Nachmittags vorbei war, konzentrierte sie sich ganz auf ihr Wehwehchen und klagte fortdauernd über ihre Schmerzen, verweigerte aber die Einreibung mit dem Öl. Ich hörte durch das Telefon, wie Vater ihr zurief: »Du hast Schmerzen und das Öl hilft Dir.« Als Antwort kam: »Wie willst Du das wissen?« Er: »Weil ich es schon selber genommen habe.« Sie antwortete gereizt, ich konnte den Wortlaut aber nicht verstehen, weil Vater den Hörer wieder dicht an sein Ohr hielt und sich darüber ausließ, wie nervig sie wieder sei. Ich bat sie ans Telefon. »Na«, sagte ich, »ich höre, dass Du wieder die bösen Ohrenschmerzen hast!« Da erzählte sie mir ausführlich von den Schmerzen. Ich: »Das tut mir aber leid. Weißt Du, was ich in solchen Fällen immer mache? Da gibt es ein gutes altes Hausmittel, das habe ich immer in der Hausapotheke. Wenn ich das nehme, geht alles ganz schnell weg. Das könntest Du auch mal ausprobieren!« »Ja, haben wir das denn auch?« »Ja, ich habe es auf den Couchtisch gestellt.« »Na gut, dann will ich das mal probieren!« Es war geschafft.

* * *

In früheren Zeiten konnte Carlottas Hündin Sheila Mutter mitunter durchaus verführen. Zwar betonte sie immer, sie verstehe nicht, wie man sich einen Hund zulegen könne, aber bei Tisch ließ sie doch ab und an einen Leckerbissen fallen. Manchmal streichelte sie die Hündin auch, und als sie im letzten November mehrere Tage bei Carlotta verbrachte und einmal große Angst hatte, ließ sie Sheila sogar in ihrem Bett schlafen. Das war einmal. Mittlerweile macht sie sofort ein mürrisches Gesicht, wenn Carlotta mit ihrer Hündin kommt, und bestreitet vehement, das Tier jemals gemocht zu haben.

Eine junge Pflegerin bringt ihren Hund mit zur Arbeit. Er hat ein derart witziges Gesicht, dass er im Sturm die Herzen aller Bewohner und Besucher erobert hat. Mutter aber schnauzt ihn böse an: »Weg, weg mit Dir!« Neulich versuchte sie sogar, ihn mit ihrem Rollator zu überfahren.

* * *

Es ist nichts zu machen: Mutter kann ihren Ekel vor dem schwer behinderten Mitbewohner K. nicht kontrollieren. Vater, sie und ich saßen eine Weile im Garten. Als die Sonne zu heiß wurde, wechselten wir zur Terrasse. Auf dem Weg dorthin kam uns K. entgegen und begann mit Heinrich zu plaudern. Mutter schubste ihren Mann mehrmals energisch mit dem Rollator: »Geh weiter!« Als wir dann auf der Terrasse saßen, kam der Mitbewohner nach einer Weile hinzu und fragte, ob er sich dazusetzen dürfe. Mutters Gesicht verfinsterte sich auf der Stelle. Ich wandte mich ihr zu und begann ein Zweiergespräch mit ihr, um den Männern eine eigene Plauderei zu ermöglichen. Ein Gruppengespräch wäre nicht möglich gewesen. Nach einer Weile schlug ich ihr vor, schon nach oben in die Wohnung zu fahren. Vater wollte sofort mit, doch konnte ich ihn dazu bewegen, sich noch weiter mit K. zu unterhalten, was er dankbar annahm.

* * *

Selbst bei einem noch so kurzen Aufenthalt im Garten oder im Terrassen-Café des Pflegeheims vergisst Mutter, dass sie in dem Haus wohnt und fragt ständig, wo denn ihre Wohnung sei und wie sie dorthin gelange. Oft fragt sie, ob ich mit dem Auto gekommen sei und sie vor ihrer Wohnung absetzen könne. Den Garten erkennt sie allerdings jedes Mal auf Anhieb und behauptet, bei schönem Wetter ginge sie immer schon früh morgens »wenn alles fertig ist« raus. Sie kennt ihren Lieblingsplatz und erzählt, dass sie dort stundenlang sitze, ein Buch mitnehme oder auch sonst etwas, um sich zu beschäftigen.

* * *

3. September 2012

Vater hatte wieder eine heftige Schwindelattacke und legte sich ins Bett. Als es Zeit für ein Mittagsschläfchen war, bettete ich Mutter neben ihn und verabschiedete mich von beiden. An der Tür warf ich einen Blick zurück und sah, wie sie sich zärtlich anschauten und Händchen hielten. Dieses Bild rührte und begleitete mich tagelang.

* * *

10. September 2012

Am ersten Septemberwochenende kam Vaters einzige noch lebende Schwester Marlies mit Sohn Stefan und Schwiegertochter Susann zu Besuch. Die drei hatten sich bereits in der Umzugszeit in meiner Wohnung liebevoll um die Eltern gekümmert. Die Freude war allerseits groß, und Mutter wurde nicht müde, mir ihre »Jugendfreundin« vorzustellen. Vater ließ es sich nicht nehmen, die nun achtköpfige Familie täglich in ein Restaurant einzuladen. Am ersten Tag aß Mutter überhaupt nichts. Am zweiten Tag besann ich mich auf den Rat einer Freundin, die berichtet hatte, dass man der Essensverweigerung von kleinen Kindern gegensteuern könne, wenn man ihnen nur ein einziges zubereitetes Nahrungsmittel anbietet, also etwa bloß Nudeln, Kartoffeln oder Möhren. Deshalb bestellte ich an diesem Tag mit Käse überbackene Nudeln für sie. Es klappte. Das Champignon-Omelett des Folgetages blieb jedoch unangetastet. Möglicherweise waren die Pilze für Mutter undefinierbar und eklig, da »dunkel«. Ich glaube dennoch, dass die Marschrichtung stimmt. Ein pures Omelett hätte wahrscheinlich mehr Erfolg gehabt. Um sie dennoch zum Essen zu bewegen, bestellte ich ihr einen Eisbecher. Den verschlang sie mit glühenden Augen, was mich ungemein rührte. Ich habe die Szene in vielen Fotos festgehalten. Überhaupt fotografiere ich Mutter ausgiebig und kann auf den Bildern das Fortschreiten ihrer Krankheit, ihre Verlorenheit und zunehmende Panik in schmerzlicher Verdichtung erkennen. Bei unseren Restaurantbesuchen schoben wir die Eltern und die Tante in Rollstühlen. Von unserem skurrilen Konvoi gibt es ebenfalls einige heitere Aufnahmen. Doch wieder wurde Mutter wie schon in den »Gärten der Welt« beim geringsten Ruckeln auf unebenen Bürgersteigstellen panisch. Da Maya den Rollstuhl schob, gesellte ich mich an ihre Seite, ergriff ihre Hand und hielt sie fest, bis wir unser Ziel erreicht hatten. Ihre Hand lag in der Höhe eines Kleinkindes in mei-

Ihre Hand lag in der Höhe eines Kleinkindes in meiner, und ich nahm tatsächlich meine Mutter wie ein kleines Mädchen wahr. Der Rollentausch ging mir zu Herzen und auch dieses Bild berührte mich sehr.

ner, und ich nahm tatsächlich meine Mutter wie ein kleines Mädchen wahr. Der Rollentausch ging mir zu Herzen, und auch dieses Bild berührte mich sehr und verfolgte mich tagelang.

* * *

10. Oktober 2012

In den Jahren 1999/2000 und 2001/2002 war ich in der VR China am Aufbau des ersten Universitätsinstituts für Visuelle Anthropologie beteiligt und habe in Kunming rund 20 Studierende in die Methoden ethnologischer Forschung eingeführt und zu Dokumentarfilmern ausgebildet. Mit vielen von ihnen bestehen seither enge freundschaftliche Beziehungen, die per E-Mail und durch gegenseitige Besuche gepflegt werden. Im September bin ich der Einladung einiger »Ehemaliger« – mittlerweile selber Universitätslehrer – gefolgt, nach Kunming zurückzukehren und bis Ende Dezember und dann noch einmal im Februar/März 2013 als Gastdozentin dort tätig zu sein. Die Idee hatten wir bereits im letzten Jahr während einer Tagung ausgeheckt, und ich freute mich seither sehr auf den neuen Aufenthalt. Doch fürchtete ich bis zuletzt, ein elterliches Drama könne meinen Traum

Ich habe tief in mich hineingehorcht und bin zu dem Schluss gekommen, dass ich mich innerlich bereits von ihr verabschiedet habe.

zunichte machen. Dabei dachte ich vorrangig daran, dass womöglich der Lebenswille und die Gesundheit meines Vaters versagen könnten. Kurz vor meinem Abflug stellte sich dann auch noch heraus, dass ein Basalzellkarzinom am linken Auge einen stationären operativen Eingriff erforderte. Das beunruhigte mich sehr, doch hielt ich an meinem Abreisetermin fest.

Der Empfang in Kunming war überwältigend, und ich hatte wie schon bei früheren Aufenthalten das Gefühl, nirgendwo auf der Welt so verwöhnt und verhätschelt zu werden wie hier. Doch schon nach zehn Tagen ereilten mich schreckliche Nachrichten. Wie aus heiterem Himmel war meine Mutter plötzlich nicht mehr ansprechbar gewesen, konnte sich auch nicht artikulieren und verweigerte Essen und Trinken. Niemand durfte sie anrühren. Wenn ich richtig verstanden habe, fand meine Schwester sie für jegliche Kommunikation unerreichbar auf dem Klosett sitzend, fortwährend Toilettenpapier faltend und glatt streichend. Erst nach einer Ewigkeit konnte Carlotta ihre Aufmerksamkeit auf sich lenken. Mutter weigerte sich aufzustehen. Es muss an diesem Nachmittag furchtbare Szenen mit Weinkrämpfen und Schreien gegeben haben, die jedem durch Mark und Bein gingen. Nun, da ich diese Zeilen schreibe, sind schon einige Tage verstrichen und es scheint, dass alles durch eine Infektion in der Hand ausgelöst worden war, die sich immer mehr ausweitete. Aufgrund manifester Dehydrierung und der Notwendigkeit einer genaueren medizinischen Diagnose hatte meine Familie eingewilligt, sie in ein Krankenhaus zu bringen. Auch dabei muss es zu schrecklichen Szenen gekommen sein. Während unser Vater einen Schwindelanfall erlitt und zu Hause bleiben musste, behielt Maya den kühlsten Kopf und begleitete ihre Großmutter im Krankenwagen. Sie erzählte mir am Telefon, dass sie tagelang der letzte Blick verfolgte, den die Oma ihrem Mann beim Abschied zuwarf: Dieser Blick war wutentbrannt und bitterböse. Im Krankenwagen wurde sie dann gegen Maya handgreiflich und beschimpfte sie aufs Ärgste. Doch, so erzählte meine Tochter kichernd, nach zehn Minuten hatte sie alles vergessen und sang Liedchen mit ihrer Enkeltochter. Im Krankenhaus erhielt sie eine Infusion und nachdem die Untersuchung keinen Bruch ergeben hatte, wurde sie am gleichen Tag wieder nach Hause gebracht. Man verschrieb ein Mittel zur Bekämpfung der Infektion sowie ein schmerzstillendes Medikament. Dies scheint einigermaßen zu wirken und die Schmerzempfindlichkeit lässt nach neuesten Berichten merklich nach.

Mir war schon lange aufgefallen, dass Mutter keine Schmerzen oder unangenehme Körperwahrnehmungen mehr durch Erfahrungswissen einordnen bzw. relativieren kann. Sie hat z.B. vergessen, dass beim Blutdruckmessen die Manschette am Oberarm aufgepumpt wird, was zwar keinen eigentlichen Schmerz verursacht, aber mit einem Druckgefühl einhergeht. Mutter schreit dann wie am Spieß, weil ihr der vergleichende Zugriff auf ein Erfahrungsgedächtnis verwehrt ist. So war sie in den ersten Tagen der jetzigen Krise ihren Schmerzen vollkommen hilflos ausgeliefert, was zu Panik und sicher auch zu Todesängsten führte.

* * *

Aufgrund der Schilderungen, die mich erreicht hatten, waren nur zwei mögliche Entwicklungen denkbar: Entweder meine Mutter stirbt oder sie überlebt mit einem Demenzschub, der mit jedem Vorher nichts mehr zu tun hat. Ich war weit weg und quälte mich mit der Frage, ob ich zurückfliegen sollte oder nicht. Ein Rückflug hätte definitiv mein hiesiges Arbeitsprojekt zunichte gemacht. Und dennoch: Wann bricht man ein Vorhaben ab: Erst im Todesfall oder bereits, wenn es kritisch wird? Kann ich sie sterben lassen, ohne dabei zu sein? Ich habe tief in mich gehorcht und bin zu dem Schluss gekommen, dass ich mich innerlich bereits von ihr verabschiedet habe. Zu diesem Schluss war ich spätestens gekommen, als ich es vor einigen Wochen für denkbar hielt und auch in Kauf nahm, dass sie mich nach meiner Rückkehr möglicherweise nicht mehr erkennen würde. Ich fragte mich: Gibt es etwas, was ich ihr zu sagen und bisher mitzuteilen unterlassen hätte? Meine innere Antwort: Ich kann nichts dergleichen finden. Und ein nicht leicht auszusprechender Gedanke soll auch zum Ausdruck kommen: Ich wäre mit der Reihenfolge des zeitlich doch absehbaren Sterbens meiner Eltern einverstanden. Angesichts der fragilen Gesundheit meines Vaters stand für mich die Frage der Betreuung meiner Mutter nach seinem Ableben stets wie ein Schreckgespenst im Raum. Wie es ihr nahebringen, wie sie auffangen? Wird man eine Zeitlang bei ihr schlafen müssen? Eine Betreuung des Vaters stellt sich zumindest in meiner Vorstellung etwas weniger problematisch dar, obwohl ich mich da auch gründlich täuschen mag.

Ich habe beschlossen abzuwarten.

* * *

18. Oktober 2012

Mittlerweile sieht es so aus, als könne sich Mutters physischer Zustand wieder bessern. Ob der Demenzschub reversibel ist, wird von allen Beteiligten stark bezweifelt. Auch da muss man beobachtend abwarten. Möglicherweise ist eine baldige Verlegung in die Demenzabteilung unausweichlich. Vor wenigen Tagen berichtete meine Schwester von einem Vorfall, der einen Vorgeschmack von dem Zustand aufkommen lässt, in den Mutter mehr oder weniger bald versinken könnte. Drei Tage lang war sie wieder einmal nicht ansprechbar, ließ sich nicht anziehen, verweigerte Essen und Trinken. Als mein Vater ihr aus dem Bett helfen wollte, schlug sie ihn. Er gab auf und als er nach einigen Minuten nochmals nach ihr

Warum schlägt mein Mitfühlen ständig in Mitleiden um? Warum lasse ich zu, dass ich vieles tue, was mir nicht gut tut, am Schicksal der Mutter aber nichts ändern kann?

schaute, hatte sie sich in ihrer Not ängstlich kauernd hinter dem Kleiderschrank versteckt.

* * *

Mein Chinaprojekt verband sich von Anfang an mit vielen Erwartungen. Neben dem Glück, meine zahlreichen Freunde wiedersehen zu können, und meiner immer noch großen Freude am Unterrichten erhoffte ich mir Abstand von der Familie und mehr Zeit für mich. Zeit, um mich zu pflegen. Zeit, um kleinere Wehwehchen mit traditionellen chinesischen Methoden zu kurieren. Zeit, um in Ruhe über unbequeme Fragen nachzudenken. So frage ich mich bereits schon eine ganze Weile, ob sich mein Vater, meine Schwester und ich nicht als Co-Abhängige der Mutter verhalten und ihr Schicksal in den Mittelpunkt unseres Lebens stellen. Wird nicht unser gesamtes Tun und Machen bis an den Rand des Erträglichen davon bestimmt? Besser wäre es zu fragen: Warum lasse ich es zu, dass mein Tun und Machen in einem solchen Ausmaß davon bestimmt wird? Warum schlägt mein Mitfühlen ständig in Mitleiden um? Warum lasse ich zu, dass ich vieles tue, was mir nicht gut tut, am Schicksal der Mutter aber nichts ändern kann? Muss ich jeden Tag hinfahren, obwohl ich mich danach stundenlang erst davon erholen muss und dabei viel zu reichlich Rotwein trinke? Muss ich angesichts unausgesprochener Erwartungen meines Vaters dem Gefühl nachgeben, dass all mein Engagement noch nicht genug sei? Muss ich akzeptieren, dass er, während er wieder einmal über seine notorische Langeweile klagt, auf die Bemerkung meiner Schwester, Barbara käme doch fast täglich, antwortet: »Ja, aber unser Tag beginnt schon um sieben Uhr.« Muss ich diese Bemerkung überhaupt als Vorwurf verstehen, statt sie als einfache Feststellung zu betrachten? Muss ich bei jedem Telefonklingeln panisch hochschrecken? Muss ich darunter leiden, dass ich mir so außerordentlich viel Mühe gebe, ohne damit Freude zu verbreiten oder selber Freude über mein Engagement zu verspüren?

* * *

23. Oktober 2012

Mutter bekommt ein recht umstrittenes Medikament mit einer ellenlangen Liste von höchst bedenklichen Nebenwirkungen, das in der Psychiatrie hauptsächlich zur Behandlung von Schizophrenie eingesetzt wird. Zwar kommt es auch bei einer dementiellen Erkrankung zur Anwendung, jedoch ausdrücklich nur bei psychotischen Symptomen wie z.B. Wahn, Halluzinationen oder bei aggressivem Verhalten. Da Letzteres bei Mutter zunimmt und dem Pflegepersonal offensichtlich starke Nerven abverlangt, war die von der Neurologin getroffene

Wie aber können wir wissen, was einen Menschen im Innersten zusammenhält und möglicherweise resistent gegen geistigen Verfall ist?

Wahl dieses Mittels wohl vorrangig als Versuch zu verstehen, Pflegerinnen und Vater zu entlasten. Als Carlotta vor wenigen Tagen den Nebenwirkungen auf die Spur kam und ich daraufhin eigene Recherchen anstellte, riet ich von dem Medikament ab, zumal seine sedierende Wirkung stark angezweifelt wird. Ich vertrat auch die Meinung, dass Mutter nicht generell aggressiv sei, sondern situativ, wenn man sie gegen ihren Willen zu etwas zwingen will. Hierbei stellt sich mir aber inzwischen die höchst komplexe Frage des freien Willens. Ist Mutters vehementes »Nein« zu Medikamenten, Essen, Trinken und Körperpflege hinreichender Beleg eines freien Willens? Gehören zu einem »Ja« oder »Nein« als sprachlichem Ausdruck nicht auch Unterscheidungsvermögen und Realitätseinschätzung, die erst Einwilligungsfähigkeit möglich machen? Ist Mutter einwilligungsfähig? Unausgesprochen sprechen wir ihr eine solche Fähigkeit bereits ab.

Tun wir dies, weil uns ihre Willensbekundung in Form der Verweigerung elementarster Maßnahmen zur Lebenserhaltung zu große Angst bereitet?

Haben wir aber nicht alle schon Geschichten von Menschen gehört, die bei klarem Verstand für sich entschieden, es sei nun genug mit dem Leben, sich ins Bett legten, weder aßen noch tranken und dann mit zufriedenem Gesichtsausdruck starben? Was fangen wir mit der Tatsache an, dass in etlichen traditionellen Gesellschaften der Altersfreitod durch Verweigerung von Nahrung geläufig ist?

Könnte es sein, dass Mutter in ihrem tiefsten Inneren

beschlossen hat, es sei nun genug? Hielten wir eine solche Entscheidung für denkbar und würden wir ihr mit Respekt begegnen, wenn sie bei vollem Verstand wäre? Ziehen wir die Möglichkeit einer solchen Willensbildung vielleicht deshalb nicht in Erwägung, weil sie dement ist und wir nur Rationalität und Reflexivität als adäquate Entscheidungsinstanzen des Menschen anerkennen? Wie aber können wir wissen, was einen Menschen im Innersten zusammenhält und möglicherweise resistent gegen geistigen Verfall ist?

* * *

30. Oktober 2012

Maya muss derzeit öfter auf ihre Oma »aufpassen«, wenn Carlotta mit Vater in die Charité fährt. Zunächst stand eine Konsultation in der Tumorberatungsstelle an, und gestern erfolgte seine Einlieferung für eine OP. Derweil verknüpft Mutter meine Abwesenheit und Mayas Präsenz folgendermaßen: Die Mama ist derzeit nicht da und arbeitet in China; deshalb muss sie nun auf die Kleine aufpassen. Das will sie auch gerne tun und fragt auf der Suche nach einem passenden Thema stets nach der Schule, den Lehrern und den Hausaufgaben. Dass ihre Enkelin Leiterin einer 40-köpfigen Produktionsabteilung ist, geht nicht mehr in ihren Kopf. Als Maya Carlotta gegenüber erwähnte, dass am kommenden Wochenende eine Dienstreise anstehe, kicherte Oma schelmisch und meinte: »Aha, so nennt man heutzutage eine Klassenfahrt!«

* * *

Mutter scheint nach den neuesten Berichten körperlich wieder einigermaßen hergestellt zu sein. Ihr mentaler Zustand ist erwartungsgemäß schlimmer geworden, was Vater und Schwester nervlich noch stärker belastet. Ihre Aggressivität hat deutlich zugenommen und richtet sich nicht mehr nur gegen das Pflegepersonal, sondern zunehmend auch gegen ihre Angehörigen. Die Panikzustände treten noch häufiger auf. All dies deutet auf eine Steigerung der inneren Not und Verlorenheit hin. Kam sie früher bei Toilettengängen lediglich nicht mit dem Aus- und Anziehen von Hose und Unterhose zurecht, so kann sie sich nunmehr nicht mehr selbständig den Po abputzen. Bei allen körperlichen Verrichtungen braucht sie Hilfe. In den ersten Tagen nach dem Krankenhaustransport dämmerte ihr wohl, dass sie krank war, und sie nahm anstandslos ihre Medizin. Das ist mittlerweile wieder vergessen, und so besteht das »Tablettendrama« weiterhin.

Weder Vater noch Schwester scheinen aber die Idee weiterzuverfolgen, sie zumindest stundenweise in der Demenzabteilung betreuen zu lassen. Ich bedaure das, zumal dort aufgrund der Neueröffnung derzeit noch ein überdurchschnittlich guter Personalschlüssel existiert.

* * *

28. November 2012

Ich denke derzeit viel über Mutters Krankheit nach und begreife, dass es in eine Sackgasse führt, wenn man »normale« und »dementielle« Realität als Oppostion denkt. Mutters Art des Erlebens wie auch des Erinnerns ist ganz und gar durch emotionale Bewertungen bestimmt. Die Art und Weise, wie sie unterschiedliche Episoden ihres Lebens erinnert, lehren mich, dass das emotionale Gedächtnis nicht nur stabil ist und in der Alzheimer-Demenz das Faktengedächtnis zurückdrängt, sondern sich in nie zuvor gekannter Weise Gehör verschafft.

Könnte es sein, dass das Emotionale das Entscheidende in unserer Biografie, sozusagen der Subtext all unseres Erlebens ist? Wahrscheinlich ist es so.

Könnte es sein, dass das Emotionale das Entscheidende in unserer Biografie, sozusagen der Subtext all unseres Erlebens ist? Wahrscheinlich ist es so, nur horche ich ungern auf seine Stimme, zu sehr habe ich mich selber in Rationalität und Reflexivität eingerichtet. An was aber würde ich mich erinnern, wenn ich dement würde? Auf welche Dinge wäre ich so stolz, dass sie – wie bei meiner Mutter – selbst bei nachlassendem Gedächtnis einen soliden Realitätsbezug behielten? Meine Filme und Bücher? Meine Forschungen im peruanischen Amazonasgebiet? Das unverhoffte Glück, trotz düsterster Prognosen ein Kind auf die Welt gebracht zu haben? Würde auch ich beim Wiederaufflackern von Kränkungen meiner Mutter »den Marsch blasen« wollen, weil sie mich mit sechs Jahren zu Unrecht der Lüge bezichtigte und mich so lange schlug, bis der langstielige Holzlöffel auf meinem Hintern der Länge nach zerbrach? Den Holzlöffel habe ich heute noch und benutze ihn ausnehmend gern zum Saucen-Rühren. Vielleicht würde ich ihn dann nie mehr aus der Hand geben und damit um mich schlagen, wenn man mir zu nahe träte.

Würde ich Rosi zur Rede stellen, die mir an meinem zwanzigsten Geburtstag riet, dass ich wegen meines unvollkommenen Äußeren darauf achten sollte, als Ausgleich Esprit und Charme zu entwickeln. »Du blöde Kuh«, würde ich vielleicht nach 50 Jahren kontern, »Sieh Dich doch mal an, wie schnell Du in Deiner öden Ehe fett und unansehnlich geworden bist. Ich bin schlank und rank, führe ein aufregendes Leben, und alle halten mich für 17.«

Würde ich den Trennungen, die ich immer hoch erhobenen Hauptes und überaus beherrscht vollzogen habe, emotionale Ausbrüche folgen lassen und mir vorstellen zu heulen, zu toben und Tassen an die Wand zu werfen?

Ich erkenne, dass mir der emotionale Subtext meines Lebens nicht sehr vertraut ist und großes Unbehagen bereitet.

Die skurrilen Handlungsweisen und Reaktionen meiner kranken Mutter geraten ebenfalls in ein anderes Licht, wenn ich versuche, die zugrunde liegende emotionale Bewertung und Gewichtung des jeweiligen Moments zu berücksichtigen: Sie verhält sich dann keineswegs »auffällig«, sondern ihrem Erleben nach richtig. Ihre ungefilterte Emotionalität zwingt mich dazu, auf meine eigenen Gefühle zu achten, sie wertzuschätzen und nicht in der Kommunikation und Interaktion mit anderen als Störfaktor zu unterdrücken. Dies bedeutet gleichzeitig auch, mich zu öffnen, um hinter den Worten und Handlungen anderer Personen Stimmungen und Gemütsbewegungen gefühlsmäßig zu erfassen und zu berücksichtigen.

Wenn ich mir manchmal erzähle, dass ich stets versuche, in Mutters Welt einzutreten, benutze ich ein falsches Bild. Ich kann gar nicht in ihre Welt treten und mich darin bewegen. Alles, was ich tun kann, ist lediglich der Versuch, hinter den Worten und Handlungen feinste Signale aus Mutters eigener Erlebniswelt wahrzunehmen und darauf zu reagieren. Es ist der Versuch, einen Resonanzraum entstehen zu lassen, in dem wir uns begegnen können (letztlich wie in jeder Begegnung mit anderen Menschen auch). Das erfordert immer wieder höchste Wachsamkeit, Einfühlungsvermögen und Einfallsreichtum – und wird doch stets fragil sein, da Mutters Innenwelt nicht nur unstet und turbulent ist, sondern gleichzeitig auch meine mir selbstverständlich erscheinenden Grundannahmen über Wirklichkeit und menschenwürdiges Leben sowie überkommene Werteordnungen in Frage stellt und mich dazu zwingt, diese gründlich zu überdenken.

Die einseitige Betonung von kognitiven Defiziten und Verlusterscheinungen im Krankheitsverlauf prägt auch den gesellschaftlichen Diskurs über Alzheimer-Demenz und trägt sicherlich dazu bei, sie in Erwartung zunehmender Verbreitung in der Nachfolge von Pest, Cholera, Tuberkulose, Krebs und Aids als Geißel des 21. Jahrhunderts zu titulieren. Ist die Furcht deshalb so groß, weil die Demenz die sozio-kulturellen Normen und Werte der sogenannten Kommunikations- und Wissensgesellschaft in Frage stellt? Für eine Gesellschaft, in der jederzeit verfügbares Wissen, Effektivität und Hintanstellen persönlicher Emotionen Grundvoraussetzung für Erfolg darstellt, muss die unberechenbare Gefühlswelt der Demenz eine bedrohliche Provokation darstellen.

* * *

15. Januar 2013

Kurz vor Weihnachten kehrte ich aus Kunming zurück. Meine Schwester teilte mir mit, dass es Mutter seit Tagen nicht gut gehe und dass es wohl kaum eine Schonfrist für mich geben werde. Vor meiner Ankunft habe sie einen lichten Tag gehabt und traurig gemeint, sie sei nicht mehr die, die sie einmal gewesen war. Auch habe sie das erste Mal über meine Abwesenheit gejammert und auf den Hinweis meiner Schwester, ich käme doch in drei Tagen, geseufzt: »Ach, sooo lange noch!« Carlotta hatte das ungute Gefühl, dass sie auf mich warte, um zu sterben. Mit solchen Vorinformationen suchte ich meine Eltern auf und war überrascht, dass Mutter mich auf Anhieb erkannte und über das ganze Gesicht strahlte. Sie hatte einen guten Tag und fragte sogar, wie es mir in China ergangen sei. Dennoch war für mich sofort erkennbar, dass sich ihr mentaler wie auch physischer Zustand in den letzten drei Monaten eklatant verschlechtert hatte. Körperlich ist sie noch mehr in sich zusammengesunken, sie muss Windelhosen tragen, kann keinen Toilettengang mehr alleine bewältigen und wechselt von apathischen Phasen, in denen sie nicht mehr ansprechbar ist, zu höchster Unruhe und Hyperaktivität. In guten Momenten ist sie voller Mitteilungsdrang, wobei ihre Sätze nur noch unverständlich sind. Für mich hieß es, mich neu einzufühlen in das, was sie momentan bewegt, assoziative Zusammenhänge hinter ihren von außen betrachtet sinnlosen Handlungen und Aussagen aufzuspüren und situative Nähe aufzubauen. Meine in Kunming gefassten Vorsätze, mein Engagement nach der Rückkehr eher zu reduzieren, halte ich nicht ein. Der jämmerliche Zustand beider Eltern geht mir ans Herz. Ich spüre auch, dass ich Mutter gegenüber unvergleichlich weicher geworden bin. Wenn ich sie sehe, erblicke ich nur noch eine geschundene Kreatur, und Wörter wie »Erbarmen« oder »Mitleid« erhalten für mich eine neue, gefühlte Bedeutung. Die Seiten ihrer Persönlichkeit, an denen ich mich so

Wörter wie »Erbarmen« oder »Mitleid« erhalten für mich eine neue, gefühlte Bedeutung. Die Seiten ihrer Persönlichkeit, an denen ich mich so lange gerieben habe, haben sich längst in ein Nichts aufgelöst.

lange gerieben habe, haben sich längst in ein Nichts aufgelöst. So fahre ich nun doch die meisten Tage für einige Stunden zu den Eltern und freue mich, wenn ich Mutter etwas Ruhe, Entspannung und Freude bringen kann und Vater die Gelegenheit verschaffe, zwischendurch einmal zu schlafen. Das hat er dringend nötig, da er nachts kaum noch zur Ruhe kommt, weil Mutter stets unruhig wird und ihn ständig weckt. Meistens ist sie dann in Panik, doch kann es auch vorkommen, dass sie schelmisch ist und ihn kitzelt.

* * *

Weihnachten feierten wir im Pflegeheim, da Mutter nun auf jeden Ortswechsel mit Angstattacken reagiert. Carlotta hatte das Festessen im Voraus gekocht. Einen geschmückten Tannenbaum gab es ebenfalls, wenn auch zum ersten Mal in unserem Leben nur einen künstlichen. Während der gemeinsamen Feiertage wurde ich mit kleineren Episoden konfrontiert, die Mutters aktuellen Entwicklungsstand nur zu deutlich machten. Als es z. B. am zweiten Feiertag an den Nachtisch ging, lud sie den Schokoladenpudding bedächtig auf ihre Brille und schlürfte ihn vom Brillenglas. Dieser Anblick ging mir durch Mark und Bein.

Heiligabend beschäftigte sie sich nach der Bescherung mit zwei Bilderbüchern, die Maya ihr geschenkt hatte. Sie wusste nicht mehr, dass man die Seiten eines Buches umblättert: Stattdessen riss sie sie kurzerhand raus. Überhaupt ist »Raus- und Abreißen« derzeit ihre Lieblingsbeschäftigung. Ein Abreißkalender mit Bibelsprüchen und ihr Lieblingsbuch mit (unsäglichen) Weisheitssprüchen mussten schon Federn, sprich Seiten lassen. Ich sehe sie dann inmitten unzähliger Blätter, die sie hoch konzentriert wieder nach Datum oder Seitenzahl zu ordnen sucht. »Donnerwetter«, sage ich, »da hast Du Dir aber ein ordentliches Aktenpaket vorgenommen.« »Ja«, meint sie, »das muss ja mal gründlich erledigt werden!« Ich habe richtig getippt. Mutter arbeitet in solchen Momenten und »sortiert Akten«. Ich brachte ihr deshalb zwei reich dekorierte Schatzkästchen mit: »Da kannst Du alles fein säuberlich einordnen, und dann hast Du alles zusammen, und es fliegt nichts mehr herum.« Mutter war begeistert und stopfte die Kisten randvoll: Socken, Kuchenreste, Zeitungsfetzen, Schere, Schokolade, Brille, Nagelfeile ... Anschließend gingen wir auf dem Gang spazieren. Als es ihr zu kühl wurde, meinte sie: »Ich muss mir erst noch 'ne Tasche überziehen!« »Na klar. Komm, wir holen eine aus dem Kleiderschrank!«

* * *

28. Januar 2013

Für die Momente, in denen Mutter für mich Unverständliches redet, habe ich mir ein ganzes Repertoire an Floskeln zurechtgelegt, die auf alle möglichen Äußerungen passen: »Sag nur!«, »Sieh mal an!«, »Da hast Du aber Recht«,

»Kann ich verstehen«, »Ja, mach nur« etc. Sie meinen nichts Inhaltliches und sollen lediglich das Gefühl vermitteln, verstanden zu werden und Zuspruch zu erhalten. Was alleine zählt, ist ihr Eindruck eines gelungenen Kommunikationsflusses und die Chance, dass sie sich in solchen Momenten vielleicht als »ganz«, als integrale Person erlebt. Inhaltliche Aspekte spielen in der Kommunikation mit der Mutter kaum noch eine Rolle. Atmosphärisches dagegen nimmt sie sehr genau wahr und reagiert hoch empfindlich auf jeden Misston, aber auch auf jede freundliche Zugewandtheit. Manchmal habe ich ein glückliches Händchen und verstehe, welche Themenstränge sich in ihrem Kauderwelsch verknäueln. Vorgestern ging es einerseits um den kürzlichen Besuch von Rüdiger, Sohn des ungeliebten Bruders Berthold, den sie nicht erkannte. Im Nachhinein war sie sich dessen voller Gram bewusst geworden. Mit dem Neffen, den sie sehr liebt, wurde aber auch das Bruderthema wieder lebendig. Andererseits ging es um Erinnerungen an die Nachkriegszeit, als alle Lebensmittel streng rationiert waren und man nur mit Bezugsmarken einkaufen konnte. Sie ärgerte sich in ihrer recht wirren Erzählung offensichtlich darüber, dass manche Ladenbesitzer unter der Hand Waren an privilegierte Kunden verhökerten. Über einen Verkäufer regte sie sich besonders auf. Es war in ihrer

Auch wenn sie uns nicht erkennt, fühlt sie immer, dass wir etwas Besonderes für sie sind und ihr sehr nahestehen

Vorstellung Berthold, den sie nicht auf Anhieb erkannt habe.

Beim Dauerthema Elternsuche, das Mutter stets sehr aufwühlt, sage ich meistens nur: »Ja, das müssen wir in Angriff nehmen.« Oder: »Sobald Schnee und Eis weg sind, fahren wir hin!« Vorbei ist die Zeit, in der mein Vater noch hoffte, ihr mit dem Antwortschreiben des Einwohnermeldeamtes Siegen schwarz auf weiß beweisen zu können, dass die Eltern schon vor Jahrzehnten verstorben sind. Fakten und Argumente erreichen sie nicht mehr. Die verzweifelte Suche nach den Eltern bestimmte vor kurzem wieder einmal ihren ganzen Tag. Sie war untröstlich, weil sie weder die Adresse noch die Telefonnummer der Eltern kennen würde. In ihrer Not zerrte sie mich auf den Flur, wo sie jeden fragte, ob er oder sie ihr weiterhelfen könne. Neu war, dass sie meinte: »Ich weiß ja nicht einmal, wie die heißen!« Wenn ich derartige Markierungen der Abwärtsspirale miterlebe, dann erschüttert es mich, ob ich es will oder nicht. Vergleichsweise gefasst war ich hingegen, als sie mich am 26. Januar das erste Mal tatsächlich nicht erkannte, mich artig siezte und fragte, was ich wolle. Dass sie den Vater gelegentlich nicht erkennt, ist nicht neu. Es verwundert mich wie auch meine Schwester dennoch, weil sie vollkommen auf ihn fixiert ist, ihm auf Schritt und Tritt folgt, und er sich nicht aus dem Zimmer entfernen kann, ohne Panik auszulösen. Er ist und bleibt ihr bedeutsamster »Anderer«. Als nächste kam Carlotta an die Reihe: »Wer sind Sie denn?« – »Ich bin Dein Töchterchen Carlotta.« – »Na, das weiß ich doch! Aber wer sind Ihre Eltern?« Maya hat sie dann kurze Zeit später auch zum ersten Mal nicht erkannt, und nun muss ich ebenfalls damit rechnen, dass sie mich immer häufiger nicht als ihre Tochter wahrnimmt. Aber auch wenn sie uns nicht erkennt, fühlt sie immer, dass wir etwas Besonderes für sie sind und ihr sehr nahestehen.

* * *

Vor einer Woche rief mich Vater an, weil Mutter für jede Kommunikation unerreichbar war. Ich fuhr sofort hin. Mutter lag von Angst geschüttelt in ihrem Bett und weinte laut. Als ich zu ihr trat, überraschten mich meine Zärtlichkeit und Ruhe, mit der ich sie entkrampfen konnte.

Das Traurigste an ihrem Zustand ist keineswegs die Tatsache, dass ihr das Gedächtnis abhanden kommt, sondern dass ihr gesamtes Dasein von Angst und Panik bestimmt wird. Sie befindet sich in einem ständigen Erregungszustand und wälzt rast- und ratlos Probleme, die für uns andere keine sind. Die Elternsuche ist eines davon. Keine Anziehsachen »von zu Hause mitgenommen« zu haben und kein Geld zu besitzen, sind weitere Dauerthemen. Bedrückend ist die allabendliche Verzweiflung bei der Frage, wann und wie sie nach Hause gelange. Immer wieder fragt sie ihren Mann, mich und alle Personen, die die Wohnung betreten. Dann weint sie oft bitterlich. Vater versucht sie zu beruhigen und wiederholt alle paar Minuten mit bewundernswerter Geduld, dass sie heute da bleiben wollten, wo sie sind, dass sie die Wohnung inklusive Service gemietet hätten, dass alle ihre Möbel ihren Platz gefunden hätten und dass die Betten nebenan bereits aufgedeckt seien. »Komm«, sage ich in solchen Momenten, »ich zeige Dir Dein Bett und Dein Nachthemd.« Dann lässt sie sich von mir ins Schlafzimmer führen, erkennt ihr Bett, ihr Nachthemd, den Kleiderschrank und die Schmuckschatulle auf dem Nachttisch – und hat doch alles wieder vergessen, sobald wir ins Wohnzimmer zurückkehren.

* * *

2. Februar 2013

Es gibt bei allem Elend auch heitere Episoden. Vater musste wegen einer akuten Augengeschichte in eine Notaufnahme fahren. Carlotta begleitete ihn, während ich bei Mutter blieb. Wir verbrachten einen angeregten Nachmittag. Plötzlich meinte sie: »Wenn heute Abend der Mann nach Hause kommt und ich muss dann dies und das für ihn machen, Du, dann lass ich mir das bezahlen!« Ich wendete ein: »Aber doch nicht, wenn man verheiratet ist!« Als Antwort kam: »Ich bin doch nicht mit dem verheiratet. Das ist ein Freund, weiter nichts. Ich überleg' mir so etwas gut, denn ich könnte noch mehr Männer haben!«

Manches erinnert an feinstes surrealistisches Theater: Nur muss ein Regisseur erst einmal auf einen solchen Einfall kommen!

Carlotta berichtete von ihren drei Nächten bei Mutter, als Vater nach meiner Abreise kurze Zeit in der Charité verbringen musste. Sie hatte eine aufblasbare Matratze mitgebracht, die sie in der geräumigen Diele ausbreitete. Wie schon in früheren Zeiten wollte Mutter unbedingt, dass sie im Bett des Vaters schläft. Meine Schwester lehnte dankend ab. Sie insistierte: »Doch, doch, das kannst Du gerne machen, das Bett ist auch frisch bezogen.« Als nach langem Hin und Her alles nichts fruchtete, meinte sie beleidigt: »Du machst auch nur, was Du Dir in den Kopf gesetzt hast! Aber wenn Du nicht willst, dann gibt es noch genügend andere, die mit mir schlafen wollen!«

* * *

3. Februar 2013

In Momenten, in denen ich mich nicht so bedrückt fühle, kann ich durchaus an manch abstrus wirkenden Aussagen und Handlungen Gefallen finden und sie als kreative Ausdrucksformen ganz eigener Art betrachten. Die oben erwähnte Episode, als Mutter ihren Nachtisch sorgfältig auf die Brille lud und sie als Löffel in den Mund führte, erinnert an feinstes surrealistisches Theater: Nur muss ein Regisseur erst einmal auf solch einen Einfall kommen!

Auch sprachliche Äußerungen sind manchmal von einer schönen Bildhaftigkeit. Vor kurzem hatte sie wieder starke Schmerzen hinter dem rechten Ohr und versuchte, ihrer Enkelin die zunehmende Heftigkeit zu beschreiben: »Weißt

Du, zuerst ist man alleine, dann kommen mehrere hintereinander herein und dann, und dann ist das wie eine große Familie.«

* * *

11. April 2013

Ich war wieder einen wunderbaren Monat lang in Kunming und bin vor zweieinhalb Wochen zurückgekehrt. Mutter freute sich ungemein und ist seither stark auf mich fixiert. Ich aber fühle mich nervlich schon wieder sehr mitgenommen und wenn ich mich im Spiegel betrachte, finde ich nichts mehr von dem gelösten und heiteren Gesichtsausdruck wieder, der auf sämtlichen Fotos zu sehen ist, die in Kunming entstanden sind. Auch meine Zunge schmiegt sich nicht mehr locker an den Gaumen, sondern stemmt sich angespannt gegen den Unterkiefer. Dass dies ein untrüglicher Ausdruck von Stress ist, weiß ich durch meine Yoga- und Qi-Gong-Erfahrungen.

* * *

Ostersonntag wagten wir noch einmal einen Besuch bei Carlotta und Kai. Es gab ein köstliches Festessen und nach dem Kaffeestündchen sollte es wieder nach Hause gehen. Mutter genoss es zunächst, dass die ganze Familie um sie versammelt war, doch spätestens beim Nachtisch wurde sie von ihrer notorischen Unruhe erfasst. Es ging nur noch um eines: »Wie kommen wir bloß nach Hause?« Immer wieder, immer wieder. Ich antwortete beschwichtigend: »Wir sind ja mit meinem Auto gekommen. Das steht direkt vor der Tür, und nach dem Kaffee fahren wir wieder zusammen mit Heinrich und Maya zurück.« »Ah, dann ist ja gut.« Doch kaum hatte sie diesen Satz ausgesprochen, kam es wieder jämmerlich: »Wie kommen wir denn nur nach Hause?« In den verbleibenden zweieinhalb Stunden gab es nur noch diese eine Frage und die vergeblichen Versuche der Familie, sie zu beruhigen. Den »Schallplatteneffekt« hätte man leicht übergehen können, nicht aber die Panik, unter der sie leibhaftig litt und die in jedem ihrer Sätze immer wieder aufs Neue zum Ausdruck kam. Uns wurde allen klar, dass Aufenthalte außer Haus definitiv nicht mehr möglich sind.

Vor mir liegen zahlreiche Fotos von Mutter, die Kai an diesem Tag innerhalb von fünf Minuten in schneller Abfolge aufgenommen hatte. Sie zeigen die ganze Palette ständig wechselnder Befindlichkeiten: Angst, Verlorenheit, Versuche, die anderen wahrzunehmen, mal ein schelmischer Blick, ein kurzes Winken und dann wieder Abdriften in ihre innere Welt.

* * *

18. April 2013

Ich begleitete Mutter zum hauseigenen Frisör, da ihre Haare dringend gefärbt und geschnitten werden mussten. Als wir eine Weile warten mussten, machte sie mir mit Gri-

Was macht mich nur so fertig? Was ist denn so viel schlimmer geworden als all das, was ich schon seit Jahren erlebe?

massen und Gesten unmissverständlich klar, dass sie nicht von der Friseurin bedient werden wollte. Die junge Frau ist taub, kann aber hervorragend von den Lippen lesen. Beim Versuch, ihren Kundinnen in knappen Worten die Arbeitsschritte zu erklären, ist ihre Stimme so entstellt, dass dies wohl Mutters Ablehnung hervorrief. Ich konnte sie durch gutes Zureden doch dazu bringen, sich der Friseurin anzuvertrauen. Als die Farbe aufgetragen war, wurde ihr die Einwirkungszeit zu lang und sie wollte davonlaufen. Ich konnte sie nur mühsam zurückhalten und ihr plausibel machen, dass die Farbe noch einige Minuten einziehen und dann gründlich ausgewaschen werden musste. Mutter setze sich wieder hin. Doch dann wurde es ihr während des Waschvorgangs definitiv zu viel und sie verlangte höchst energisch, sofort aufzuhören und sie »nach Hause« gehen zu lassen. Ich versuchte, sie zu beschwichtigen, und half der Friseurin beim Ausspülen, um alles schneller zu Ende zu bringen. Schließlich akzeptierte Mutter, dass die Haare geföhnt wurden. Als sie im Spiegel sah, dass eine schöne Frisur entstand, fand sie sogar Gefallen an der Aktion. Gleichzeitig zeigte sie immer wieder auf ihre Falten, die sie im Spiegel in Augenschein nahm, und meinte zur Friseurin, die müsse sie aber auch noch glatt machen. Dann war es endlich geschafft. Ich war fix und fertig. Oft werden wir Mutter nicht mehr zum Friseur bringen können.

* * *

Als ich gestern die Eltern besuchte, traf ich Mutter zusammen mit einer Pflegerin auf dem Flur des Wohnbereichs. Ich winkte ihr, doch sie erkannte mich nicht auf Anhieb. Beim Näherkommen rief sie: »Na, welche Überraschung, wer bist du denn?«

* * *

20. April 2013

Während sich Mutter nicht mehr um Semantik, Satzbau oder Sprachkonventionen schert und die Dinge auf ihre verlorene Art auf den Punkt zu bringen sucht, merke ich, dass es mir immer schwerer fällt, meine Eindrücke von ihr und ihrem Leiden in Worte zu fassen. Mir ist, als erschöpften sich meine sprachlichen Möglichkeiten im bloßen Erzählen von aktuellen Anekdoten und erinnerten Episoden. Gewiss wird es auch weiterhin markante Begebenheiten geben, die den Fortgang ihrer Alzheimer-Demenz verdeutlichen, doch haben sie die Schockwirkung der ersten unübersehbaren Anzeichen der Krankheit verloren. Viele meiner bisherigen Aufzeichnungen lebten in ihrer Dramatik und gelegentlichen Komik von dem unterschwelligen Vergleich mit der früheren Mutter. Nun, da sich ihr »Früher« in ein Nichts

Ich spürte einen Schrecken, als stünde ich vor einem Grab und die Erde öffnete sich.

auflöst, rücken für mich andere Aspekte in den Vordergrund. Dabei geht es vor allem um eine andere Wahrnehmung ihres Leidens. Ich kann dies nur anhand des Bildes einer Bühne zu beschreiben versuchen. Bislang füllte die Mutter in der Doppelrolle als erinnerte und gewordene Person die Vorderbühne. Im Hintergrund agierte die Demenz in einer Nebenrolle als Figur, die sich an der Hauptakteurin zu schaffen machte. Nun empfinde ich eine Umkehrung des Spiels: Das dementielle Leiden breitet sich über die gesamte Bühne aus und verdrängt die Mutter in den Hintergrund, wo sie sich peu à peu in ein Nichts auflöst. Doch hat der neue Hauptakteur selber keine erkennbaren Konturen, er ist so diffus wie sein Opfer auch. Ich sitze in der ersten Zuschauerreihe und sehe einen dichten Nebelschwaden, aus dem mitunter die streichelnde Hand meiner Mutter hervordringt, manchmal ihr strahlendes Augenpaar, begleitet von einer nicht verstummenden Stimme, die nach den Eltern ruft. Ich spüre einen Schrecken, als stünde ich vor einem Grab und die Erde öffnete sich für einen Arm, für ein Augenpaar. Mutter ist gestorben und doch nicht tot.

* * *

Mit wem habe ich es tun, wenn wir zusammen sind, und welche Gefühle lösen meine Wahrnehmungen in mir aus? Ihre panischen wie auch die apathischen Zustände gehen mir zutiefst ans Herz, doch finde ich keine Verbindung mehr zu der Person, die einmal meine Mutter war. Selbst ihre überbordende Zärtlichkeit bereitet mir mitunter Unbehagen, da von ihr keine Brücke zur erlebten Mutter führt. Hatte Mutter schon immer zärtliche Gefühle und konnte sie nur nicht zeigen? Oder ist sie zärtlich, weil sie atmosphärisch kurzfristig erlöst auf Momente der Ruhe, Zuwendung und Geborgenheit reagiert? Ich tendiere zu Letzterem. Doch sind meine Fragen überhaupt von Belang? Es gibt zweifellos keine anderen Augen auf dieser Welt, die mich so vorbehaltlos anstrahlen, wenn sie mich erblicken. Und wenn Mutter meinen frühlingsnackten Arm streichelt und mit zart bedachten Fingern keine Stelle auslässt, füllt dieser Moment alles aus. Vielleicht lehrt sie mich ja, in jedem Augenblick meines Lebens gegenwärtig zu sein und ihm nicht durch gleichzeitige Gedanken an ein Vorher oder Nachher die Lebendigkeit zu rauben. Dazu gehört auch, auf meine Gefühle zu achten und ihnen zu trauen.

Es gibt zweifellos keine anderen Augen auf dieser Welt, die mich so vorbehaltlos anstrahlen, wenn sie mich erblicken.

Vater genießt die ihm entgegengebrachte »späte« Zärtlichkeit, ohne sich derartige Fragen zu stellen. Immer wieder erzählt er von den überschwänglichen Begrüßungsszenen, wenn sie mal für ein paar Stunden getrennt waren, und berichtet gerührt, wie sie dann von den anderen Bewohnern und dem Pflegepersonal als »Turteltauben« bezeichnet werden.

* * *

22. April 2013

Ab Mitte Februar gab es eine Art duales Betreuungssystem, das sich recht gut bewährte. Den Vormittag und Mittag verbrachte Mutter auf der Demenzstation und wurde danach wieder in die gemeinsame Wohnung gebracht. Die ersten Tage konnte sich Vater kaum mit der neuen Situation abfinden, doch dann entdeckte er neue Freiräume für sich. Er begab sich wieder zu den Mahlzeiten in den Speiseraum, knüpfte dort Kontakte und widmete sich erneut seiner Familienforschung. Auch konnte er nach unruhigen Nächten ein wenig den versäumten Schlaf nachholen. Es ging ihm sichtbar besser, und seine weniger strapazierten Nerven halfen, die gemeinsame Zeit mit seiner Frau entspannter zu verbringen. Mutter schien es »unten« ganz gut zu gehen, und ihre besorgniserregende Essensverweigerung ließ zusehends nach. Das duale System war allerdings eine Kulanzlösung und nicht auf Dauer angelegt. Nachdem man Mutter mehrere Tage hintereinander nicht mehr in den »geschützten Wohnbereich« gebracht hatte, teilte uns die Heimleitung mit, dass in der Demenzabteilung nur noch ein Zimmer frei sei. Sollte dieses bald bezogen werden, gäbe es dann aus rechtlichen und personellen Gründen keine Möglichkeit mehr, Mutter als Nur-Besucherin zu betreuen. Die Frage stand also im Raum, ob wir einer Verlegung zustimmen wollten. Bei dieser einschneidenden Frage gab es unterschiedliche Positionen in der Familie, die zu erheblichen Spannungen führten. Aufgrund von Mutters dramatischer Abwärtsentwicklung und Vaters nicht weniger dramatischem Nervenzustand hielt ich den Zeitpunkt für eine solche Lösung gekommen, wenn gewährleistet wäre, dass die Eltern tagsüber so viele Stunden gemeinsam verbringen können, wie sie wollen und es ihnen gut tut. Maya teilte meine Einschätzung. Mein Vater und Carlotta lehnten die Verlegung ab, da Mutter ihrer Meinung nach noch nicht »so weit« sei, wobei ihre Vorstellungen über ein »So-weit-Sein« aus meiner Sicht recht diffus waren und davon ausgingen, dass dies irgendwann sozusagen von einem Tag zum anderen einträte. Vater wollte sie so lange bei sich behalten, bis sie ihn nicht mehr erkenne, und blendete aus, dass dies bereits seit geraumer Zeit immer häufiger geschah. Carlotta stellte sich eher vor, dass sie eines Tages in eine Art Dämmerzustand versinken werde und es dann unerheblich sei, wo sie sich aufhalte. Auch konnten sich beide nicht vorstellen, dass Mutter jemals alleine in einem Zimmer schlafen könnte, und malten sich die schrecklichsten Szenen aus. Ich machte darauf aufmerksam, dass zu einem späteren, aber zweifellos absehbaren Zeitpunkt höchstwahrscheinlich kein Zimmer mehr im gleichen Hause verfügbar sein werde und Mutter dann in einem anderen Heim untergebracht werden müsse. Dies würde eine wirkliche Trennung der Eltern mit sich bringen. Schließlich einigten wir uns auf eine Übergangslösung, die alle künftigen Entwicklungen auffangen kann. Trotz enormer Kostensteigerung wird die gemeinsame Wohnung einstweilen beibehalten, und zusätzlich hat

Mutter nun ein eigenes Zimmer auf der Demenzstation. Damit ist ihre dortige Betreuung sichergestellt. Vorerst soll es jedoch dabei bleiben, dass sie nur bis zur Mittagsruhe von ihrem Mann getrennt bleibt.

* * *

23. April 2013

Seitdem Mutter halbtags wieder »unten« betreut wird, geht es Vater weiter deutlich besser. Er widmet sich seinen eigenen Interessen und freut sich auf die Rückkehr seiner Frau. Sie ist jedes Mal überglücklich, ihn wiederzusehen, und zärtlich. Besonders freut er sich darüber, dass sie meistens sogar ein, zwei Stunden lang bei klarem Verstand ist und sich mit ihm »normal« unterhält. Doch dann ist es schlagartig wieder vorbei und ihre obsessiven Dauerthemen kehren zurück. Vom Wohnzimmer aus kann man die beiden Türme des Frankfurter Tors sehen. An ihnen entzünden sich regelmäßig Mutters Fantasien. Sie will stets auf die Türme steigen, um ihren Vater zu treffen oder weil sie dort noch unerledigte Arbeiten zu Ende bringen will. Jeden Tag aufs Neue. Seit einiger Zeit lässt Vater auch bei trübem Wet-

Die Objektwelt hat jede Bedeutung verloren. Sie ist nicht mehr emotional besetzt. Nur eine eingerahmte Fotografie von meiner Schwester und mir im Kindesalter hatte es ihr angetan.

ter die Jalousien runter, damit Mutter diese unseligen Türme nicht sehen kann.

Mutters neues Zimmer hatten Carlotta und ich mit einigen Möbelstücken aus der gemeinsamen Wohnung eingrichtet und mit vertrauten Bildern und »Stehrumchen« dekoriert. Wir stellen aber fest, dass ihre eigenen Einrichtungsgegenstände keinen Erinnerungswert mehr für sie haben. Die Objektwelt hat jede Bedeutung verloren. Sie ist nicht mehr emotional besetzt. Nur eine eingerahmte Fotografie von meiner Schwester und mir im Kindesalter hatte es ihr angetan: Die brachte sie mit leuchtenden Augen zurück in die gemeinsame Wohnung.

* * *

3. Mai 2013

Am späteren Abend ruft mich eine Pflegerin an, um mir mitzuteilen, dass Mutter sich nicht mehr in der gemeinsamen Wohnung aufhalten könne. Sie habe das Bett verlassen, irre im Nachthemd durch den Flur und weigere sich, zu ihrem Mann zurückzukehren. Sie habe Angst vor ihm. Man werde sie in ihr Zimmer auf der Demenzstation bringen und sich dort um sie kümmern. So ist die erste getrennte Nacht schneller als erwartet eingetreten. So leid mir der Vater auch tut, der völlig aufgelöst darüber ist, dass sie »durchdreht«, so zeigt es auch, dass es allerhöchste Zeit war, ihr einen Platz in der Demenzabteilung zu sichern.

* * *

4. Mai 2013

Heute erfahre ich mehr über den nächtlichen Vorfall. Vater waren wohl die Nerven durchgegangen und er hatte Mutter angeschrien, was des öfteren vorkomme, wie mir mitgeteilt wurde. Verdenken kann und tut es ihm niemand, denn es gibt seit Wochen den ganzen Tag lang und ohne Unterbrechung nur noch das Thema »Elternbesuch«. Wenn ich das nur zwei Stunden mitbekomme, bin ich schon fix und fertig. Er aber ist damit jeden Nachmittag, jeden Abend und jede Nacht konfrontiert. Meistens kann er sie dann beruhigen, indem er ihr verspricht, am nächsten Tag zu den Eltern nach Eiserfeld zu fahren. Manchmal gelingt es ihm aber auch nicht. Dann wird Mutter in ihrer Not laut und ausfällig, rennt davon und randaliert.

Sie scheint die Nacht »außer Haus« recht gut verbracht zu haben. Mir wurde berichtet, dass sich eine Pflegerin zu ihr ans Bett gesetzt habe, bis sie eingeschlafen sei. Zwei-, dreimal sei sie dann wach geworden. Man habe sie auf die Toilette begleitet und sie dann wieder zum Einschlafen gebracht. Ich hoffe, dass diese Erfahrung Vater und Schwester helfen wird, sich mit dem Gedanken einer wirklichen Verlegung anzufreunden. Ich halte dies immer noch für die beste Lösung, da Mutter im »Sowohl-als-auch« keine Ruhe finden kann und ihre räumliche Verlorenheit zunehmen wird.

* * *

15. Mai 2013

Das »Sowohl-als-auch« ist auch für Vater ein grundlegendes Problem, und ich bin überzeugt, dass er Hilfe braucht, um es zu überwinden. Es ist schwer für ihn, sich von seiner Vorstellung zu verabschieden, dass es Mutter nur bei ihm gut gehen kann. Voller Misstrauen hört er sich positive Berichte über ihren Aufenthalt in der Demenzabteilung an und vermutet dahinter stets manipulative Absichten seitens des Personals. Auch verhindert er, dass der vereinbarte Tagesrhythmus konsequent eingehalten wird. So möchte er sie morgens manchmal länger bei sich behalten, wenn er sich nervenstark fühlt. Manchmal holt er sie auch früher zu sich zurück. Eines Abends, als er mit ihr nicht fertigwurde, stimmte er zu, dass sie die Nacht »unten« verbringt. Doch kaum hatten die Pflegerinnen sie ins Bett gebracht, tauchte er auf, um sie zurückzuholen. Durch derartiges Dazwischenfunken verhindert er aber das Einspielen von Regelmäßigkeiten, die für Mutters Stabilität so wichtig sind. Neben der Angst, die fürsorgliche Kontrolle über seine Frau zu verlieren, belastet ihn wohl auch das Gefühl, sie »abzugeben«. Abgeben ist dabei für ihn gleichbedeutend mit Verrat und leistet sowohl Schuldgefühlen als auch der Empfindung von eigenem Versagen Vorschub. Ich sage ihm immer wieder, dass es nicht um ein »Abgeben« geht, sondern um Mutters bestmögliche Betreuung bei gleichzeitiger Schonung seiner und unser aller Kräfte und Nerven. Er hört sich meine Argumente an, aber erreichen tun sie ihn noch nicht. So komme ich zurück auf meinen Gedanken, dass er Hilfe braucht, um besser loszulassen. Dazu gehört auch, dass er sich auf das Pflegepersonal einlässt, was ihm bisher nur schlecht gelang. Im Gegenteil: Mit seiner ständigen Unzufriedenheit und den ständigen Nörgeleien hat er es sich mit vielen verscherzt. Statt sich um ein besseres Verhältnis zu bemühen, ruft er in seiner Not lieber die Töchter an, wenn er mit Mutter nicht fertig wird, was in den letzten Wochen nur allzu häufig vorkam. Da ich als Rentnerin in seinen Augen stets Zeit habe, rief er vorzugsweise mich an und erwartete, dass ich ihm auf der Stelle zu Hilfe eilen würde. Ich lebte nur noch auf Abruf und fuhr tatsächlich zigmal hin. Seitdem ich zu der Einsicht gelangt bin, dass er die professionelle Hilfe vor Ort umso weniger akzeptiert und in Anspruch nimmt, je mehr wir Töchter seine Probleme abfedern, tue ich das nicht mehr und verweise konsequent auf die PflegerInnen.

* * *

Pfingsten 2013

Seit Tagen schon ist Mutters Unruhe kaum noch zu bändigen. Wenn wir am Kaffeetisch sitzen, will sie in den Garten. Dort angekommen, hält sie es keine fünf Minuten aus und will »nach Hause«. Zurück im Wohnzimmer, will sie auf den Gang, und so geht es ununterbrochen weiter. Was bedeutet ihr ständiges Herumlaufen? Verfolgt sie ein imaginäres Ziel, das sie nie erreichen kann und sie verzweifeln lässt? Läuft sie vor etwas weg? Versucht sie, vor der Angst davonzulaufen? Ich weiß es nicht, versuche aber immer, sie möglichst lange in Bewegung zu halten, damit ihre innere Unruhe in körperliche Ermüdung umschlagen kann. Vielleicht.

Am Pfingstsonntag hatte ich ein Festessen mitgebracht. Doch schon nach der Fleischsuppe hielt sie es nicht mehr am Tisch aus und wollte weg. Diesmal war es besonders schlimm, weil sie ständig schrie: »Ich muss weg, ich muss weg! Ich kann nicht, ich kann nicht!« Schließlich schlug sie sich voller Verzweiflung selbst. An diesem Tag bewunderte ich meinen Vater. Während ich nur noch Eskalation wahrnahm und in Hilflosigkeit versank, gelang es ihm, sie tatsächlich zu beruhigen. Er setzte sich dicht neben sie, legte den Arm um ihre Schultern und versprach mit sanfter Stimme, am nächsten Morgen zu ihren Eltern zu fahren. Er legte ihr detailliert dar, um welche Uhrzeit sie aufbrechen und welche Zugverbindung sie nehmen würden. Dann machte er Vorschläge, was sie alles im Koffer mitnehmen könnten. Mutter entspannte sich. Da ich mit Carlotta zu einer Finissage nach Zehdenick fahren wollte, brach ich nach einer Weile auf. Als Mutter begriff, dass ich nicht »über Nacht« bleiben wollte, fuhr sie mich bitterböse an: »Das hast Du mir NICHT gesagt!« Ihre szenische Macht schlimmer Auftritte war plötzlich wieder da, doch rührte mich das diesmal ungemein, weil Mutter für einen Moment wieder ganz die Alte war. Wann können wir das noch sagen?

* * *

25. Mai 2013

Sobald Mutter den Mund aufmacht, gibt es rund um die Uhr nur noch das Thema »Elternbesuch« in immer gleichen Variationen. »Jetzt muss ich aber los zu meinen Eltern!« – »Wie kommen wir denn hier weg? – »Heinz, komm, wir müssen zu meinen Eltern!« – »Wie kommen wir denn nur nach Hause?« – »Komm, es ist Zeit, meine Eltern warten.« Neu ist, dass man sie in solchen Momenten nicht mehr ablenken kann. Bisher war mir das meistens recht gut gelungen. Ich erzählte ihr vorzugsweise, welche angeblichen Arbeiten ich in meinem Haushalt erledigt hätte: Wie ich die Fenster geputzt, die Gardinen gewaschen und gebügelt oder den Spargel geschält und die Kirschen entkernt hätte und wie aufwendig solche Dinge seien, wie sie sich sicher erinnern könne. Ja, das konnte sie, und so entspann sich dann in der Regel ein Gespräch von Hausfrau zu Hausfrau. Hilfreich waren auch immer Erzählungen von anstehenden Besuchen und den damit verbundenen Vorbereitungen, die ich in Anlehnung an ihr früheres Verhalten als Gastgeberin detailliert schilderte. Auch da konnte ich sicher sein, dass sie sich auf eine längere Unterhaltung einließ. Nun bin ich am Ende mit meinem Latein. Mutter hört nicht mehr zu. Nichts und niemand kann sie mehr von ihrer inneren Obsession und Unruhe ablenken. Das anwachsende Erregungsniveau scheint mir darauf hinzuweisen, dass sie immer beklemmender spürt, dass sie nicht mehr bei sich, nicht mehr zu Hause ist. In ihrer Verlorenheit sucht sie verzweifelt nach Halt und Geborgenheit. Vater hört sie oft vor sich hinsingen: »Nein, niemals allein; nein, niemals allein; so hat der Herr mir verheißen: Niemals lässt er mich allein.«

Von den Pflegekräften erfuhr ich, dass sie mehrmals verzweifelt über ihren Zustand gesprochen habe: »Es ist etwas falsch, ich bin nicht richtig!« Auch bei Carlotta hatte sie geklagt, sie arbeite sommers wie winters und doch sei etwas falsch mit ihr. Vor lauter Traurigkeit darüber habe sie einen schweren Magen! Mir wird bewusst, dass ich fast immer versucht war, sie zu beschwichtigen oder abzulenken. Dabei sind ihre Trauer und Verzweiflung so berechtigt, und ich nehme mir vor, Mutter bei unseren Begegnungen mehr Möglichkeiten zu eröffnen, sie auf ihre Weise auszudrücken. Wie blauäugig und naiv war ich doch, als ich mir wiederholt die Frage stellte, ob Mutter »mitbekommt«, was mit ihr geschieht, und dies letztlich bezweifelte. Heute bin ich vollkommen überzeugt, dass sie schon frühzeitig sehr wohl fühlte, dass sie sich selber fremd wurde und ihr der Boden unter den Füßen entglitt. Daher bedaure ich umso mehr, dass wir nie mit ihr über die Krankheit gesprochen haben. Hielten wir sie nicht für stark genug oder hatten wir Angst vor heftigen Reaktionen? Viel-

Vater hört sie oft vor sich hinsingen: »Nein, niemals allein; nein, niemals allein; so hat der Herr mir verheißen: Niemals lässt er mich allein.«

leicht hat uns auch die Erinnerung an ihre Krebserkrankung beeinflusst. Sie war um die 50 Jahre alt und erfuhr die Diagnose erst, als sie bereits geheilt war – und brach doch zusammen. Und dennoch: Zu tun, als sei die Welt so oder so gleichermaßen in Ordnung, empfinden meine Schwester und ich nun in gewisser Weise als gewaltsam. Ein solches Verhalten musste ihre Einsamkeit und Angst in dem undurchdringlichen Zerstörungsprozess verstärken.

* * *

Einen lichten Moment gab es vorgestern an ihrem Geburtstag. Meine Schwester, Maya und ich kamen zur Kaffeestunde, brachten ihr ein Ständchen und legten etliche Geschenkpäckchen auf den Couchtisch. Sie genoss die große Familienrunde, plauderte angeregt und fand, dass wir alle »schön« und »gut gelungen« seien. Heinrich ging es derweil nicht so gut, weil er wieder einmal eine Schwindelattacke hatte. Er legte sich auf sein Bett. Mutter war so in unsere Gespräche vertieft, dass sie sein Fehlen gar nicht bemerkte. Nicht ein einziges Mal verlangte sie nach ihren Eltern.

* * *

30. Mai 2013

Das liegt nun eine Woche zurück und seither gab es nur noch Dramen. Auf den schönen Nachmittag folgten extrem turbulente Nächte, die meinen Vater an den Rand der Verzweiflung brachten, und zwei Tage später stürzte sie in der Demenzabteilung. Vor Schock und Schmerzen verfiel sie in einen komaähnlichen Schlaf. Heinrich hielt Wache an ihrem Bett und rief uns Töchter herbei, weil er das Ende nahen sah. Die Pflegerinnen hielten ihren Zustand für weniger dramatisch, drängten aber darauf, Mutter in einem Krankenhaus röntgen zu lassen, um einen Bruch ausschließen zu können, zumal sie vor kurzem schon einmal gestürzt war. Nach einigem Hin und Her willigten wir ein. In Erwartung des Krankenwagens wurde Mutter vorsichtig geweckt. Sie erkannte niemanden und schrie nur unentwegt »Weg, weg, weg.« Keiner durfte sie anrühren oder sich ihr auch nur nähern: »Weg, weg!« In ihrer Not sang sie dann »Weg, weg, we-eg, we-eg.« Diese Verzweiflungsmelodie verfolgt mich noch heute. Als die Krankentransporteure eintrafen, konnte man sie nicht dazu bewegen, sich auf die Trage zu setzen. »Weg, weg!« Es war fürchterlich! Schließlich empfahl uns eine Pflegerin, vor dem Eingang des Heims zu warten und alles den Professionellen zu überlassen. Carlotta und ich rauchten unentwegt,

Sie erkannte niemanden und schrie nur unentwegt »Weg, weg, weg.« Keiner durfte sie anrühren oder sich ihr auch nur nähern. »Weg, weg!«

und in Erinnerung an die Berichte über den Krankentransport im letzten Oktober gab es in mir nur eine Stimme: »Ich kann das nicht, ich kann das nicht.« Es dauerte eine halbe Stunde, bis die Sanitäter Mutter schließlich brachten. Sie schrie bitterlich. Ich aber kam zur Ruhe, fasste ihre Hand und redete beruhigend auf sie ein. Im Wageninneren schlug sie mit aller Kraft um sich, doch dann ließ sie sich durch die Bäume, Straßenschilder und Plakate ablenken, die sie auf der Fahrt wahrnahm. Im Krankenhaus wurde uns ein eigenes Zimmer zugewiesen, und nachdem man Mutter einigermaßen bequem auf ein Bett gesetzt hatte, wurde es fast gemütlich. Wir plauderten angeregt. Auch die Röntgenaktion verlief glimpflich. Da lediglich eine starke Prellung festgestellt wurde, konnten wir sie wieder nach Hause bringen. Der Transport erfolgte ohne größere Zwischenfälle. Vater war überglücklich, als sie recht munter eintraf. Carlotta und ich blieben noch eine Weile und fuhren dann erleichtert nach Hause. Doch schon wenige Stunden später klingelte das Telefon. Vater schrie aufgeregt: »Sprich mit Deiner Mutter! Sie weigert sich, ins Bett zu gehen!« Und zur Mutter gewandt: »Hier ist die Bärbel, spri-i-ch!« Ich wurde dann Ohrenzeugin einer schrecklichen Szene. Mutter kam nicht mit dem Telefon zurecht, entschuldigte sich ständig verzweifelt, dass sie nicht wisse, wie man das macht. Er schrie sie an und rief immer wieder: »Ich werde noch verrückt, ich werde noch verrückt!« Es war entsetzlich. Als er schließlich den Hörer nahm, forderte ich ihn scharf auf, sofort aufzuhören und eine Pflegerin zu rufen. Daraufhin knallte er den Hörer auf das Telefon. Ich informierte das Pflegepersonal und erfuhr bei einem späteren Anruf, dass es lange gedauert habe, bis man sie endlich ins Bett und zum Einschlafen gebracht hatte.

Mutters Unruhe und Panik nahmen in der Folgezeit noch zu und erschwerten ihre Betreuung auf der »normalen« Station. Vaters Nerven lagen nach etlichen schlaflosen Nächten blank und ihn plagten Schuldgefühle wegen seiner Ausraster. Gleichzeitig fürchtete er wegen der zurückliegenden Stürze um Mutters Sicherheit in der Demenzabteilung. Dennoch wurde entschieden, dass sie nun versuchsweise mehrere Tage hintereinander im »geschützten Wohnbereich« verbringen sollte, um etwas Ruhe in die höchst angespannte Situation zu bringen.

* * *

4. Juni 2013

Mutter ist nun seit einigen Tagen »unten« und es geht ihr anscheinend verhältnismäßig gut. Wenn Vater sie bei sich hat, gibt er zweifellos sein Bestes, doch ist er auch immer bestrebt, sie möglichst ruhigzustellen und jeden »Unsinn« zu unterbinden. So versucht er, sie davon abzuhalten, das Wohnzimmer aufzuräumen, in Schubladen zu kramen, sich an den Akten und Unterlagen

Nun ist ein Stadium erreicht, in dem weder Vater noch wir anderen Angehörigen mit der Krankheit fertig werden.

seiner genealogischen Forschungen zu schaffen zu machen, im Kleiderschrank zu wühlen oder auf den Flur zu laufen. An Kräften und Mobilität ist sie ihm weit überlegen, und wenn sie davonläuft, verliert er sie rasch aus den Augen, weil er sie nicht einholen kann. Am liebsten hätte er, dass sie den ganzen Tag auf dem Sofa sitzt und liest, was sie auch bereitwillig eine Zeitlang macht. Dann aber lässt sich ihr Bewegungsdrang nicht mehr bremsen, und schon rennt sie davon. Als ein auf die Minute genau planender Mensch weckt Vater sie morgens oft auch früher als es ihrem Schlafbedürfnis entspricht. »Unten« darf sie nun »verrückt« reden und handeln, ohne reglementiert zu werden, darf so viel herumlaufen, in andere Zimmer dringen und sich mit herumliegendem Klunkerschmuck behängen, wie sie will. Sie kann zu Bett gehen, wann sie will, und darf ausschlafen, ohne geweckt zu werden. Sie darf essen, wie und wann es ihr passt, und wenn sie kleckert oder Essensteile auf den Boden wirft, findet niemand etwas dabei. Sie kann dort auch ihre hausfrauliche Art ausleben. So hilft sie begeistert der Reinigungsfrau beim Schieben des Putzwagens und poliert hingebungsvoll das Spülbecken des Speiseraums.

Vielleicht können Vater und Schwester allmählich erkennen, dass sie dort Chancen hat, Fuß zu fassen. So verlöre der Gedanke an eine definitive Verlegung viel von seinem anfänglichen Schrecken. Ich sehe aber auch, dass Vater Hilfe braucht, um sich zu dieser Entscheidung durchzuringen. Dazu gehört die Anerkennung seiner enormen bisherigen Betreuungsleistung. In der Regel, so heißt es in den meisten

Veröffentlichungen zum Thema Alzheimer-Demenz, vergehen nach Ausbruch der Krankheit rund fünf Jahre, bis das Endstadium erreicht ist. Wenn Mutter elf Jahre nach den ersten Symptomen noch lebt, so ist das zweifelsohne sein Verdienst. Seine rückversichernde Nähe, seine liebevollen Zuwendungen, seine unendliche Geduld und seine Bereitschaft, seine Frau stets ernst zu nehmen und jederzeit auf ihre Nöte einzugehen, haben es überhaupt erst möglich gemacht, dass sie jahrelang halbwegs stabil bleiben konnte. Nun aber kann man die Erkenntnis nicht beiseiteschieben, dass ein Stadium erreicht ist, in dem weder er noch wir anderen Angehörigen mit der Krankheit fertig werden.

Carlotta und ich schlagen vor, dass er die gemeinsame Zeit mit Mutter ausschließlich »unten« verbringt. Dann kann er sich zurückziehen, wenn er sich überfordert fühlt, und für sie hat es den Vorteil, dass sie sich in nur einer Räumlichkeit bewegen und zurechtfinden muss. Zudem wird er im ständigen Kontakt mit den anderen BewohnerInnen sehen, dass gewisse Verhaltensweisen, die ihm nervlich so zusetzen, bei fast allen dementiellen Patienten zu beobachten sind: beispielsweise das ständige Verlangen nach den Eltern oder das unentwegte Falten von Papierservietten und Toilettenpapier. So kann er erkennen, dass es sich nicht um ihre persönlichen »Marotten« handelt, sondern um Äußerungsformen der Krankheit selbst. Die neue Situation erfordert eine enorme Anpassungsleistung, zumal ihm dämmert, dass er wie wir alle wahrscheinlich immer weniger wichtig für sie wird. Das wird sehr schwer für ihn sein. Ebenso schwer wird es sein, widerstreitende Gefühle auszuhalten: Er schwankt zwischen Erleichterung (die ich bereits jetzt spüre) und Sorge, zwischen dem Wunsch, der wichtigste Bezugspunkt ihres Lebens zu sein und zu bleiben, und der Einsicht, dass nur ihr Wohlergehen zählt – und sei es auch ohne ihn. Sein Loslassen kann meines Erachtens nicht allein durch geistige Anstrengungen erfolgen, die einen fast 93-Jährigen insgesamt gewiss überfordern. Er braucht neue Außeneindrücke, neue Erlebnisse, damit seine Gedanken und Ängste nicht ständig um seine Frau kreisen. So habe ich beschlossen, meinen geplanten Besuch bei Göttinger Freunden zu verschieben und in den nächsten Tagen möglichst oft etwas mit ihm zu unternehmen. Gestern fuhren wir über Land nach Słubice, wo wir auf dem Bauernmarkt ausgiebig einkauften. Danach lud ich ihn in ein polnisches Restaurant ein, wo er mit größtem Appetit scharf gewürzte Schweinerippchen aß und sich ein Glas Bier genehmigte. Während unseres Ausflugs ließ er sich auf die Außenreize ein und kommentierte lebhaft die schöne Landschaft, das Markttreiben und die Geschäftigkeit im Restaurant. Erst auf der Heimfahrt wurde er unruhig und fragte sich ängstlich, wie es wohl Mutter gehe. Der ging es ausgesprochen gut. Carlotta hatte sich schon früh zu ihr gesellt, und so verbrachten wir dann die Kaffeestunde zu viert im Speiseraum. Mutter war gut gelaunt und plauderte unentwegt. Doch war rein gar nichts auch nur annähernd verständlich. Bei Wortfindungsschwierigkeiten ließ sie früher einfach ein Wort aus oder legte mit fragendem Blick eine Sprechpause ein. Gestern hingegen half sie sich mit unzähligen Wortschöpfungen. So bewegte sich in ihrer Erzählung einmal etwas auf einem »hohen Asthma«. Da konnte ich noch mühelos auf einen »hohen Ast« schließen. Doch als sie ein anderes Mal meinte, im März gäbe es »weder ein Medium, noch ein Medikon«, konnte ich nicht erraten, was es stattdessen gab. Da sich Mutters Blickfeld stark verengt hat und ich ihr genau gegenüber saß, richtete sie ihre Erzählungen fast ausschließlich an mich. Als sie dann einmal den seitlich sitzenden Vater wahrnahm, meinte sie zärtlich zu ihm: »Und Du? Unsere Seligkeit haben wir … vergessen!«

Heute entführte ich meinen Vater in ein Restaurant. Wir verbrachten eine halbe Stunde damit, einen Parkplatz zu finden. Das gefiel ihm zwar ganz und gar nicht, doch vermittelte es ihm etwas vom Treiben in einer Großstadt und durchbrach seine sorgenvolle Fixierung auf die Mutter. Später berichtete er Carlotta ausführlich von dieser Suchaktion als Teil seines »gelungenen« Tages. Auch das Essen schmeckte ihm vorzüglich und trug zu seinem Wohlbefinden bei. Wie schon auf unserer Fahrt nach Frankfurt/Oder und Słubice versuchte ich nicht, die Probleme mit Mutter in den Mittelpunkt unserer Unterhaltung zu stellen und ihn mit neuen Gedankengängen zu bedrängen. Doch konnte ich feststellen, dass er sich mit der Möglichkeit einer definitiven Entlastung und seinem Einzug in ein Einzelzimmer anfreundet. Auch zur Aufteilung der Möbelstücke hat er bereits konkrete Vorstellungen. Gegen Ende unseres Restaurantbesuches überwog dann wieder die Sorge, wie es wohl der Mutter gehe. Nach unserer Ankunft im Heim wollte er sofort zu ihr. Ich konnte ihn jedoch zu einem Mittagsschläfchen überreden, indem ich ihm versicherte, bei Mutter zu bleiben, bis er komme und ihm nach meinem Eintreffen auf der Demenzstation telefonisch zu berichten, wie es ihr gehe. »Unten« hatte ich ein intensives Gespräch mit dem Pflegeteam. Nach ihren Aussagen hatte Mutter zwar eine unruhige Nacht, aber einen ausgesprochen guten Morgen. Jetzt schlafe sie entspannt. Auf mein Nachfragen hin erhielt ich den Hinweis, dass im jetzigen Eingewöhnungsstadium zu viele aufeinanderfolgende Besuche mit jeweiligem Fortgehen eher weniger förderlich seien. So beschloss ich, auf einen Besuch zu verzichten. Ein paar Stunden später rief mich Vater mit der drängenden Frage an, wann ich denn komme. Die Mutter verlange ständig nach mir und verfolge alle Autos vor ihrem Fenster. Ich lehnte ab und machte ihm deutlich, dass ich mein Leben nicht durch ständiges Hin- und Herfahren bestimmen lassen wolle. Er war sichtlich unzufrieden. Meine Vermutung war, dass er nicht wusste, wie er es bewerkstelligen sollte fortzugehen, und mich dazu benutzen wollte. Dies bestätigten mir später die Pflegekräfte. Mutter habe keineswegs die Autos verfolgt und ständig nach mir gefragt. Sie hätten ihm außerdem beim »Abgang« geholfen und dieser sei reibungslos verlaufen. Ich hatte wohl richtig getippt. Abends berichtete er Carlotta von seinem »schönen Tag«. Das Telefonat erwähnte er mit keinem Wort.

Aus meiner Sicht hat sich Vater innerlich auf die neue Situation eingestellt, auch wenn er manchmal ein schlechtes Gewissen hat, weil es ihm seiner Meinung nach »zu gut« geht. Zudem treibt ihn die Sorge um, wie er nach Besuchen seinen Abgang schafft. Bislang verbringt er die Nachmittage mit Mutter und würde gerne auch öfter kommen, wenn dieses Problem nicht bestünde. Es beschäftigt und belastet ihn auch dauernd während der gemeinsam verbrachten Zeit. Manchmal geht es ganz leicht, manchmal aber jammert sie und fleht ihn an, sie doch mitzunehmen. Das ist nicht leicht zu ertragen. Mir geht es ganz ähnlich, wenn sie sich gegen mein Weggehen sträubt. Oft hilft das Pflegepersonal, und wir werden Erfahrungen sammeln, welche Begründungen ihr einleuchten. Ich habe bereits herausgefunden, dass sie meine Verabschiedung leicht akzeptiert, wenn ich ihr erzähle, dass ich nur einkaufen ginge oder »zur Schule« müsse und zum Essen wieder zurückkäme. Mutters Erinnerungen an frühere Alltagsabläufe mit Weggehen und Wiederkommen scheinen fortzubestehen, und so findet sie die Schule ebenso wie Vaters Gang zur »Arbeit« durchaus plausibel. Solche Lügen und Ausreden sind moralisch nicht bedenklich. Allein Mutters innere Ruhe und Ausgeglichenheit sind jetzt von Wert.

Bemerkenswert finde ich die Beobachtung, dass das Elternthema kaum noch zur Sprache kommt, seitdem Mutter »unten« betreut wird.

* * *

8. Juni 2013

Für heute hatte ich mir vorgenommen, die Mittagszeit mit Mutter zu verbringen. Als ich um halb elf aus dem Fahrstuhl trat, sah ich sie im Flur geistesabwesend auf Socken und in einem hellen, langen Nachthemd herumirren. Sie wirkte wie ein Gespenst. Als sie mich wahrnahm, freute sie sich und hielt mich für ihre Schwester Hannelore. Sie hatte nach Auskunft der Pflegerin bis vor kurzem geschlafen. So führte ich sie in ihr Zimmer, und es gelang mir, sie anzuziehen. Ihre Windelhose war vollkommen durchnässt und kotverschmiert. Als ich sie später noch einmal zur Toilette brachte, sah ich, dass auch die frische Windelhose wieder nass war. Offenkundig kann sie ihren Urindrang in der neuen Umgebung nicht mitteilen. Früher konnte sie sich jederzeit an Vater wenden, der ihr dann beim Toilettengang half oder notfalls eine Pflegerin rief. »Unten« müsste sie erst herumlaufen und eine Pflegekraft ansprechen. Das schafft sie nicht, und so ist der Wegfall kontrollierter Toilettengänge ein gewichtiger Minuspunkt der neuen Betreuungssituation. Das erfüllt meine Schwester und mich mit Sorge, denn so ist eine Blasenentzündung vorprogrammiert. Darüber müssen wir ernsthaft mit dem Pflegepersonal sprechen.

Unvermittelt meinte sie: »Ich habe Dich immer so geliebt.« … Die Worte und die Stimme meiner Mutter füllten den Moment aus und drängten alles Unglück in den Hintergrund.

Im Speiseraum frühstückte Mutter zwar, war aber weiterhin wie weggetreten. Auf jedem Esstisch des Pflegeheims steht ein Bilderrahmen, in dem ein täglich wechselnder Text an datumsgleiche Ereignisse der Vergangenheit oder an Geburtstage berühmter Persönlichkeiten erinnert. Zudem gibt es immer einen Spruch des Tages zu lesen. Heute lautete er: *Ich bin immer so töricht gewesen, an das Gute im Menschen zu glauben (Paul Gauguin).* Mutter starrte unentwegt auf die Texte und nahm mich nicht wahr. Nach einiger Zeit massierte ich ihr sanft den Nacken, die Schultern und die Arme. Ihr Starre löste sich, als sie begann, alle Texte mit lauter Stimme vorzulesen. Nun war sie ansprechbar und erkannte mich auch. Es dauerte zwar noch eine Weile, doch dann konnte ich sie zu einem Gang in den Garten bewegen, um die kürzlich aufgeblühten Rosen anzuschauen. Meistens liefen wir bloß ziellos herum, nur vor den Blumenbeeten blieb sie kurz stehen und erfreute sich an ihrer Pracht. Dann ging es schnell weiter. Unvermittelt meinte sie: »Ich habe Dich immer so geliebt.« Ich fragte mich diesmal nicht, wer denn nun so mit mir spricht: Die erlebte Mutter, die ihre Liebe nicht zeigen konnte, oder die Demenzkranke, die ein gegenwärtiges Wohlgefühl zum Ausdruck bringt. Egal: Die Worte und die Stimme meiner Mutter füllten den Moment aus und drängten alles Unglück in den Hintergrund. Ich war so bewegt, dass ich spontan antwortete: »Ich liebte Dich auch.« Mir war im gleichen Atemzug bewusst, dass die Vergangenheitsform ein sprachlicher Verstärker meiner in diesem Moment gefühlten Liebe war.

* * *

11. Juni 2013

In der Demenzabteilung geht es erheblich lebendiger zu als in den anderen Wohnbereichen. Hier herrscht stets ein buntes Treiben auf den Gängen und in den Aufenthaltsräumen. Allmählich lerne ich auch die Bewohner zu unterscheiden und fühle mich oftmals wie in einem absurden Theater. Ein Mann läuft ständig mit zwei schwarz-braunen Pappkoffern aus der Nachkriegszeit herum. Ein anderer, der wie ein Altachtundsechziger aussieht, trägt immer Kuscheltiere mit sich und hat eines auf Mutters Kommode platziert. Soll es ein Geschenk sein oder hat er es beim Weggehen nur vergessen? Heute kam er aus ihrem Zimmer und stolzierte hoch erhobenen Hauptes in ihrem Morgenmantel aus königsblauem Samt durch den Flur. Manche Patienten bereiten mir Unbehagen. Eine Frau schleicht sich lautlos an ihre MitbewohnerInnen heran, packt sie dann mit einem unglaublich festen Griff und lässt sie nicht mehr los. Wie die Pflegerinnen erzählten, hat sie Bärenkräfte und wird handgreiflich, wenn man sich nicht auf sie einlässt. Meine Schwester hält es für möglich,

Ich habe die Pflegeprotokolle aus der Zeit gelesen, in der Mutter halbtags auf der Demenzstation betreut wurde. Es hat mich erschüttert, in professioneller Sprache vorgeführt zu bekommen, wie es um sie steht.

dass sie auch Mutter einmal geschlagen hat, denn wenn man sie derzeit berühren will, zuckt sie jedes Mal zusammen und legt schützend ihre Hand auf den Kopf. Auf ihr Nachfragen hin hatten die PflegerInnen zwar keine derartige Szene beobachtet, wollten sie aber auch nicht ausschließen.

Ich habe die Pflegeprotokolle aus der Zeit gelesen, in der Mutter halbtags auf der Demenzstation betreut wurde. Es hat mich erschüttert, in professioneller Sprache vorgeführt zu bekommen, wie es um sie steht. Bestürzt erkenne ich hinter den nüchternen Formulierungen verklausuliert aber auch, dass sie sich »unten« offensichtlich keineswegs so wohlfühlte wie uns immer berichtet wurde. Was tun? Was?

* * *

12. Juni 2013

Mutter sitzt auf dem Klosett und versucht, ihre durchnässte und kotverschmierte Windelhose mit Zeitungspapier auszustopfen. Wie gut, dass sie nie einen Blick in ihre Zukunft werfen konnte, in der nichts mehr von dem wichtig sein würde, was ihr früher so viel bedeutete: Regeln und Konventionen, der Blick und die Meinung anderer Leute, moralische Prinzipien, gutes Benehmen, ein schönes Zuhause, gepflegtes Aussehen und Eleganz, Sauberkeit und Ordnung, Semantik und Grammatik. In ihrer Welt geht es ausschließ-

Wie kann ich jetzt die Würde meiner Mutter erfassen, achten und schützen?

lich um Gefühle und ein radikales Jetzt. Ist sie näher bei sich angelangt oder hat sie ihre lebensgeschichtlich gewachsene Identität bis zur Unkenntlichkeit verloren? In der Fachliteratur über Altenpflege und in den Glanzbroschüren der Pflegeheime wird so viel von Würde gesprochen. Was aber ist Würde? Wie kann ich jetzt die Würde meiner Mutter erfassen, achten und schützen? Auch wenn ich sie in Szenen wie der obigen erlebe? Mir scheint, dass ich und wir alle Verantwortung für den Erhalt und die Unantastbarkeit ihrer Würde tragen, indem wir ungeachtet jeglicher Situation, die den Verlust ihrer körperlichen und geistigen Unversehrtheit manifest macht, würdig mit ihr umgehen, sie würdigen.

* * *

15. Juni 2013

Vorgestern Abend ist Mutter wieder gestürzt. Sie war in das Zimmer des Kuscheltiermannes gelaufen, wollte sich in sein Bett legen und verlor beim Ausziehen das Gleichgewicht. In der Hüftgegend war ein riesengroßes blaues Hämatom zu sehen, und es gab keinen Zweifel, dass sie geröntgt werden musste. Transport und Krankenhausaufenthalt verliefen glimpflich. Der akute Sturz hatte lediglich eine starke Prellung verursacht, doch ergab die Röntgenaufnahme auch einen kleinen Riss im rechten Schambein, der von einem früheren Sturz herrührte. Der behandelnde Arzt sah in Anbetracht der fortgeschrittenen Demenz keine dringliche

Notwendigkeit für einen Krankenhausaufenthalt, da derartige Brüche zwar schmerzhaft sind, aber von selbst heilen. So konnten wir Mutter wieder ins Pflegeheim bringen. Um fortan jedes Ausrutschen zu vermeiden und weitere Stürze abzufedern, kaufte ich gestern ein Dutzend Paar Noppensocken und bestellte spezielle Hosen zur Sturzprophylaxe.

* * *

24. Juni 2013

Heute ist Montag, der 24. Juni 2013. Seit Freitag weiß ich, dass Mutter das Endstadium ihres Leidens erreicht hat und ihre Tage gezählt sind.

Letzten Dienstagmorgen rief mich die Leiterin der Demenzstation an, um mir mitzuteilen, dass Mutter wieder einmal gestürzt sei. Man habe sie sorgfältig abgetastet und halte keinen Krankenhaustransport für erforderlich. Am Tag wurde es sehr heiß, und als ich nachmittags zu Besuch kam, fand ich Mutter völlig weggetreten und dehydriert auf der Terrasse. Hier werfe ich den PflegerInnen in aller Schärfe vor, dass sie nicht auf eine ausreichende Flüssigkeitszufuhr geachtet hatten und dadurch in gewisser Weise Mutters Schicksal vorzeitig besiegelten. Es genügt

Als sie mich dann noch eines Nachts breit anlächelte und sanft sagte: »Ach, Du kleines Horntierchen«, vergaß ich für einen kurzen Moment das ganze Elend und war entzückt.

keineswegs, dementiell Erkrankten ein Getränk auf den Tisch zu stellen und sich dann im Pflegeprotokoll auf den freien Willen der Betroffenen zu berufen, wenn diese nicht trinken! Man muss es ihnen immer wieder in freundlicher Zugewandtheit anbieten. Mir gelang es an jenem Tag noch, dass meine Mutter innerhalb von zehn Minuten ein ganzes Glas Saft leertrank. Doch war die Dehydrierung bereits derart fortgeschritten, dass sie durch bloßes Trinken nicht mehr zu beheben war. So fuhr ich sie nun innerhalb weniger Wochen zum dritten Mal ins Krankenhaus und hoffte, sie nach ein oder zwei Infusionen wieder ins Pflegeheim zurückbringen zu können. Die diensthabende Ärztin erklärte mir und meiner herbeigeeilten Schwester, dass die geringe Flüssigkeitszufuhr die Wirkung ihres Schmerzmittels – ein Opiat – sowie von zwei starken Neuroleptika extrem verstärkt habe und sich Mutter in einer Art gedopten Zustand befinde. Das Schmerzpflaster wurde sofort entfernt. Es stellte sich bald heraus, dass es diesmal nicht mit einer Infusion getan war und Mutter im Krankenhaus bleiben musste. Ich verbrachte drei Tage und Nächte bei ihr, nur unterbrochen von ein paar Nachmittagsstunden, in denen mich Carlotta ablöste und die ich dazu nutzte, meinen eigenen anstehenden Krankenhausaufenthalt vorzubereiten oder ein, zwei Stunden zu schlafen. Diese drei Tage und Nächte waren so furchtbar, dass ich sie kaum beschreiben kann und nur ein paar Aspekte dessen herausgreifen will, was ich erlebt habe. Mutter war die Horrorpatientin der ganzen Station, denn sie schrie und wehrte sich handgreiflich gegen jede pflegerische und medizinische Maßnahme. Die Morgentoilette nahm geschlagene 45 Minuten in Anspruch, und ich konnte sie während dieser ganzen Zeit bis in den Park schreien hören. Zwei Krankenschwestern waren im Einsatz, auch beim Windelnwechseln. Einmal musste ich einer der Krankenschwestern dabei helfen, da ihre Kollegin mit einem anderen Patienten beschäftigt war. Die ganze Zeit über beschimpfte und bekämpfte Mutter mich ebenso wie die Krankenpflegerin. Doch kaum waren wir alleine, meinte sie lächelnd: »Du brauchst keine Angst zu haben. DICH schlage ich nicht.«

Durch die Infusionen wurde zwar schnell die Flüssigkeitszufuhr geregelt, aber es gelang zu keinem Zeitpunkt, Mutter zum Trinken zu bewegen. Auch ihre Essbereitschaft sank gegen Null. In ihrer Verwirrtheit war sie oft panisch, doch konnte ich sie anfangs noch meistens beruhigen: Durch freundliches Zureden, durch Streicheln und gemeinsames Singen. Meist bestand ihr ununterbrochener Redefluss aus unverständlichem Kauderwelsch, gelegentlich unterbrochen von liebevollen Bemerkungen: »Du bist so leicht«, meinte sie einmal. Ein anderes Mal nannte sie mich eine »prima Rose«. Als sie mich dann noch eines Nachts breit anlächelte und sanft sagte: »Ach, Du kleines Horntierchen«, vergaß ich für einen kurzen Moment das ganze Elend und war entzückt über diese zärtliche Wortschöpfung. Danach gab es im Chaos ihrer Silbenspiele als verständlichen Satz noch eine Bemerkung über »Schwache«: »Die können doch nicht so trampeln wie unsereins.« Ihre letzte klare Formulierung wird mir immer in Erinnerung bleiben: »Ich wollte immer ein Mädchen, das ich hochheben kann!«

Ich bedaure sehr, dass ich kein Aufnahmegerät oder zumindest ein Heft zum Aufzeichnen dabei hatte, um Passagen ihres Redeflusses festzuhalten. In einer Nacht fielen mir kleine Regelmäßigkeiten auf, z.B. dass sie den Buchstaben »u« in ihren Wörtern durch ein »i« ersetzte: besichen statt besuchen. Oft verlieh sie ihren Äußerungen durch ein zweites Adjektiv Nachdruck: »Es ist so traurig, staunig«, wobei die zweiten Eigenschaftswörter meistens nicht mehr aus unserer Sprachwelt stammten.

Donnerstagnachmittag schlug die Verwirrtheit in ein Delir um. Sie sah überall beängstigende Dinge, griff nach ihnen, und beruhigte sich nur kurzfristig beim Versuch, den Galgen des Krankenbettes mit einem Zipfel ihres Betttuches zu putzen. Zeitweise führte sie erregte Gespräche mit Personen, die sie beim Namen nannte, und verarbeitete vermutlich Szenen ihres Lebens. Und dann das Erstaunliche: In ihren imaginierten Gesprächen sprach sie durchweg ein einwandfreies und gepflegtes Deutsch. Sie sprach die ganze Nacht. Als Themenstränge konnte ich u.a. den wiederkehrenden Wunsch erkennen, Geschenke zu machen. Ihre Großzügigkeit wirkte bis in dieses verzweifelte Stadium ihres Leidensweges weiter. Zudem schien sie sich mit ihrem Ehemann über Wohnungseinrichtungen und Anschaffungen auseinanderzusetzen. Meine Eltern waren immer stolz, ihr Leben als eine ständige Aufwärtsbewegung in puncto

Lebensqualität zu betrachten – und dazu gehörten Wohnungskomfort und Anschaffungen.

Freitagmorgen erfasste ich im Gespräch mit einer Ärztin die ganze Tragweite von Mutters Zustand. Wenn sie nicht zur oralen Flüssigkeits- und Nahrungsaufnahme zurückfindet – die Ärzte wie auch ich bezweifeln das – wird unsere Familie in kürzester Zeit mit der Frage der künstlichen Ernährung konfrontiert sein.

* * *

8. August 2013

In der Nacht jenes Freitags, an dem mir Mutters Zustand in aller Deutlichkeit bewusst wurde, landete sie nach einer Odyssee, die durch die katastrophalen Personalverhältnisse in deutschen Krankenhäusern und Pflegeheimen speziell am Wochenende ausgelöst wurde und die ich hier nicht vertiefen möchte, um nahe am Geschehen mit meiner Mutter zu bleiben, in der psychiatrischen Abteilung eines in meiner Nähe gelegenen Krankenhauses. Sie musste zwei strapaziöse Transporte über sich ergehen lassen, für die man sie sediert hatte. Danach verfiel sie in einen Tiefschlaf, aus dem man sie den ganzen Samstag über nicht wecken konnte. Am Sonntag wurde sie zwar kurzfristig wach, als sie sich

> *Als ich in der letzten Nacht an ihrem Bett Wache hielt, rann eine kleine Träne aus ihrem linken Augenwinkel. Ich wischte sie zart ab.*

gegen die Morgentoilette wehrte, war aber auch an diesem Tag kaum ansprechbar und lag reglos da mit weit geöffnetem Mund und blicklosen, nach oben verdrehten Augen. Ein verschärfendes Symptom kam neu dazu: Eine Krankenschwester beobachtete, dass Mutter nicht mehr schluckte und meinte, dass sie nicht mehr wolle. Zur Ess- und Trinkverweigerung gibt es allerdings zwei Lesarten. Die eine besagt, dass die betroffene Person in der Tat nicht mehr leben will, während die andere hervorhebt, dass gewisse Gehirnareale bei diesen Menschen so gravierend geschädigt sind, dass sie keine Nahrungs- und Flüssigkeitsaufnahme mehr koordinieren können. Für Angehörige ist ein nahender Abschied vielleicht leichter zu akzeptieren, wenn »lediglich« das Gehirn daran schuld ist. Wenn aber die gesamtheitliche Person keinen Lebenswillen mehr hat, ist das ganze Beziehungsgeflecht in Mitleidenschaft gezogen: Wie kommt es nur, dass sie nicht mehr will? Wir kümmern uns doch so sehr um sie und bereiten ihr noch so viel Freude! Doch wer kann ermessen, wie ein anderer Mensch seine Lebensqualität empfindet? Ich kann den Gedanken zulassen, dass Mutter nicht mehr leben will. Zweifellos hatte sie bislang noch viele Momente, in denen sie sich von Herzen freute und wohl fühlte. Das bewiesen ihre strahlenden Augen, wenn sie uns erblickte oder wenn wir zart und fürsorglich mit ihr umgingen. Doch diese Freude bewirkte stets nur eine ganz kurze Entspannung und wurde rasch wieder durch Angst und Panik verdrängt. In meiner Wahrnehmung bestimmten Rastlosigkeit, Verlorenheit, Einsamkeit und innere Not ihr Leben, nicht die Momente von Geborgenheit und innerer Ruhe.

An diesem Sonntag verabschiedete ich mich von meiner Mutter, da ich mich anderntags wegen einer Operation selber in ein Krankenhaus begeben musste. Sie war zwar nicht bei Bewusstsein, aber ich erzählte ihr, dass ich ins Krankenhaus müsse, dass es zwar nichts Schlimmes sei, aber keinen Aufschub vertrage. Nun könne ich eine Woche nicht zu ihr kommen und ich wisse nicht, wie es dann um sie stehe. Und dann sagte ich ihr, dass sie sich frei fühlen solle zu gehen, falls sie nicht mehr leben wolle. Wir würden dann sehr traurig sein, aber nicht an ihr klammern wollen. Draußen weinte ich.

Ich sah Mutter erst am 3. Juli wieder, einem Mittwoch. Carlotta hatte mir berichtet, dass sie am vorangegangenen Wochenende in recht guter Verfassung gewesen sei, sich als ein wahres »Plaudertäschchen« entpuppt und sich besonders beim Anblick von Vater gefreut habe. Sie habe sogar die Kraft gefunden sich aufzurichten, um ihn zu küssen. Doch auch nachdenkliche Bemerkungen seien gefallen wie: »Heinrich, was soll nur werden?« Oder: »Kann es nicht wieder sein wie früher?« Was zunächst als Durchbruch auf dem Weg zur Besserung erschien, war nur ein Strohfeuer. Danach versank sie in einen komatösen Tiefschlaf, aus dem sie nie wieder erwachen sollte. Mutter war nicht schön anzusehen: Ihr stark überdehnter Hals drückte den Kopf tief nach hinten ins Kissen, der Mund war weit geöffnet, die Zunge hing halb heraus, und in den ersten Tagen waren die

Augen groß, aber blicklos nach oben gerichtet. Danach blieben sie geschlossen. Am Donnerstag riefen uns die Ärzte zu einem Gespräch zusammen. Die Antibiotikabehandlung habe nicht angeschlagen, und zudem sei es nicht gelungen, den Infektionsherd zu lokalisieren, obwohl man zahlreiche Untersuchungen durchgeführt habe, die für Mutter allesamt eine Tortur gewesen seien, weil sie sich gegen jede noch so geringe Berührung heftig sträubte. In der Tat konnten wir später Spuren an den Oberschenkeln finden, die darauf hindeuteten, dass man sie zum Urin Abzapfen festgebunden hatte. Von einer neuen Antibiose wurde abgeraten, da dies weitere quälende Kontrolluntersuchungen nach sich ziehe, am Grundproblem aber nichts ändern könne. Selbst wenn es gelänge, die Infektion erfolgreich zu bekämpfen, werde Mutter nach einhelliger Einschätzung der Ärzte nie mehr zu einem natürlichen Ess- und Trinkverhalten zurückfinden und könne dann nur noch durch künstliche Ernährung am Leben erhalten werden. Die Unterredung mit den Ärzten war ein Schock. Da wir uns alle schon immer einig waren, eine künstliche Ernährung abzulehnen, wurde uns nun schmerzlich bewusst, dass vor uns keine geistig und physisch schwerkranke Ehefrau, Mutter und Oma im Krankenbett lag, sondern eine Sterbende.

Am 8. Juli kam Mutter zu Vater zurück. Ihre letzten dreizehn Tage verbrachte sie rund um die Uhr im Kreise der Familie. Es herrschte eine gute Atmosphäre im Sterbezimmer. Obwohl sie bewusstlos war, lasen wir ihr oft kleine Geschichten oder Gedichte vor, sangen manchmal für sie, und Maya spielte leise Gitarre. Mutter wirkte gelöst und entspannt. Sie, die ich als eine innerlich Getriebene erlebt und beschrieben habe, fand im Sterben ihren Frieden. Als ich in der letzten Nacht an ihrem Bett Wache hielt, rann eine kleine Träne aus ihrem linken Augenwinkel. Ich wischte sie zart ab. Am Morgen starb sie in Anwesenheit von Vater, Carlotta und mir.

* * *

21. August 2013

Vater hat damit begonnen, sein »Leben mit Gerda« niederzuschreiben. Auch Carlotta schreibt, und Maya wird in Kürze eine Auswahl ihrer Fotos und Zeichnungen von der Großmutter in einer Ausstellung präsentieren. Mein Buch endet hier. Ich schließe es mit dem tröstlichen Gedanken, dass es mir in den letzten Jahren sehr oft gelungen war, mit meiner Mutter in zumeist spielerischer Weise zu kommunizieren und ihr etwas Ruhe und Entspannung zu vermitteln, und dass ich dabei Nähe und Freude empfand. Wenn ich's recht bedenke, haben wir nie schönere und innigere Stunden miteinander verbracht als in der Endphase ihrer Krankheit. Dafür bin ich dankbar und weiß, dass ich in dieser Zeit viel von und mit ihr gelernt habe, was mein weiteres Leben bestimmen wird. Ich kann meine Mutter gehen lassen.

* * *

Nachklang

Februar 2015

14 Monate nach Mutters Tod starb auch mein Vater. Seine ersten Wochen als Witwer hatte er ausgefüllt, indem er seine Erinnerungen an seine Frau schriftlich niederlegte. »Gerda, meine Ehefrau, meine Lebensgefährtin und Mutter meiner Kinder«, so überschrieb er die Aufzeichnungen. Das hat ihm geholfen, seine Trauer zu mildern. Jenseits seiner Berichte über die Begegnung mit Gerda im besetzten Polen, über ihre Flucht, die ersten Nachkriegsjahre, den Beginn des wirtschaftlichen Aufstiegs, die gemeinsamen Reisen und die Freundschaftsbegegnungen interessierten mich vor allem die Passagen, in denen er die irritierenden Charakterzüge seiner Frau zu erklären versuchte. War mein eigener Blick in dieser Frage bei der dominanten Figur meiner mütterlichen Großmutter stehen geblieben, ging mein Vater in der gleichen Richtung einen Schritt weiter. Er suchte mittels seiner genealogischen Recherchen aufzuzeigen, dass Gerdas Mutter für ein Wertesystem stand, das bereits seit Jahrhunderten wirkmächtig war und durch seine Rigidität in jeder neuen Generation Brüche und Konflikte hervorgerufen hatte.

In diesem Nachwort möchte ich aber auch aus einem anderen Grund von meinem Vater sprechen. Nachdem er sein »Leben mit Gerda« niedergeschrieben hatte, knüpfte er an alte Interessen an, denen er seit Jahren nicht mehr hatte nachgehen können. So widmete er sich wieder intensiv seinen genealogischen Forschungen, und ich freute mich insgeheim, wenn er mir bei einem unangesagten Besuch zu verstehen gab, dass ich ungelegen komme, weil er in seine Arbeit vertieft sei. Ich bin überzeugt, dass er einer der ganz wenigen Bewohner des Pflegeheims war, die sich nie langweilten. Dann begann er, mit fast 94 Jahren, Polnisch mit einem Lehrer zu lernen, den ich ihm vermitteln konnte. Vor dem wöchentlichen Unterrichtstag war er immer missmutig, weil er seiner Meinung nach nicht genug Vokabeln gelernt oder behalten hatte. Da mussten wir ihn dann stundenlang abhören. Über Wochen hinweg las er zudem jeden Tag eine Stunde lang den Koran, um Stoff für Gespräche mit seinen muslimischen Pflegerinnen zu haben. Die Seelsorgerin des Heims besuchte ihn aus eigenem Antrieb jede Woche, um über theologische Themen zu debattieren. Dabei ging es zunehmend, wie sie uns nach seinem Tod berichtete, um seine Zweifel hinsichtlich der Themen »Ewigkeit« und »Auferstehung«. Die Frage, warum Gott zulasse, was seiner Frau widerfahren sei, habe ihn ebenfalls nicht losgelassen.

Auch unsere Beziehung veränderte sich. Vater zeigte jetzt auch Zärtlichkeit, was ihm in früheren Zeiten oft schwergefallen war. Und ich vermisse immer noch sein strahlendes Gesicht, wenn er mir beim Abschied vom Fenster zuwinkte, bis ich aus seinem Gesichtsfeld verschwand. Es kam zwischen uns auch zu einer erstaunlichen Offenheit in Diskussionen über die Vergangenheit, die wir oft ganz unterschiedlich erlebt hatten. Jetzt konnten wir auch über Gefühle und über Probleme reden, die zwischen uns noch nie zur Sprache gebracht worden waren. Ich fuhr in den letzten Monaten seines Lebens fast täglich zu ihm und hatte keineswegs das Gefühl, ihm einen Betreuungsbesuch abzustatten. Ich freute mich auf jede Begegnung.

In einem Tagebucheintrag hatte ich früher einmal recht verzagt geschrieben, dass mir meine Eltern nichts vorleben, was mir im Hinblick auf mein eigenes Älterwerden Zuversicht und Gelassenheit vermitteln könnte. Die Angst vor einer möglichen Alzheimer-Erkrankung werde ich sicher immer im Andenken an meine Mutter behalten. Doch mein Vater hat mir in seinem letzten Lebensjahr beispielhaft gezeigt, dass wache Interessen, Offenheit für Neues, Kommunikationsfähigkeit und emotionale Bindungen gute Voraussetzungen sind, um auch ein hohes Alter als sinnhaft zu erleben. Für diese Botschaft bin ich ihm außerordentlich dankbar.

Danksagungen

Mein erster Dank gilt meinem Vater, der die Entstehung meines Buches Schritt für Schritt mit größter Aufmerksamkeit verfolgte und akzeptierte, dass ich auch über familiäre Interna spreche. Wenn wir kontrovers über manche meiner Aussagen und Interpretationen diskutierten, respektierte er stets, dass ich gravierende Vorkommnisse anders als er bewertete. Ohne seine wohlgesinnte Haltung hätte ich dieses Buch nicht veröffentlichen mögen.

Mein Dank gilt an zweiter Stelle meiner Schwester Carlotta, mit der ich auf dem langen Weg der gemeinsamen Betreuung unserer Mutter unzählige Gespräche über unsere Wahrnehmungen, Gedanken und Gefühle geführt habe. In diesem Austausch gewannen viele Gedanken, die ich später niederschrieb, ihre ersten Konturen.

Meiner Tochter Maya danke ich, dass sie mir für dieses Buch eine Zeichnung aus ihrer Wanderausstellung »Das andere Du – Oma, Alzheimer und ich« zur Verfügung stellte. Zu danken habe ich auch den zahlreichen FreundInnen und Bekannten, die mein Manuskript gelesen und mich ermutigt haben, es nicht bei einem persönlichen Tagebuch bewenden zu lassen, sondern es zu veröffentlichen. Nennen möchte ich u.a. Birgid Ast, Franziska Becker, Hortense Bels, Ulrike Callenius, Barbara Christophe, Vera Gaserow, Heike Grüß, Gaby und Rolf Husmann, Susann und Stefan Jung, Gudula Linck, Regina Lorenz, Ursula Pasero, Frank

Schwarz, Ginka Steinwachs, Gerlinde Waz, Maximilian Weingarten, Barbara Wolbert und Wolf Wucherpfennig. Auch die Geschäftsführerin der Alzheimer Gesellschaft Berlin, Christa Matter, legte mir früh eine Veröffentlichung nahe. Einen ersten lektorierenden Blick auf mein Manuskript verdanke ich Thomas Schlegel, der auch ein Exposé verfasste. Zum Schluss möchte ich Dr. Rudolf Walter vom Verlag Herder für seine umsichtige und engagierte Betreuung danken. Ohne alle genannten Personen, die in den unterschiedlichsten Etappen der Entstehung dieses Buches eine wichtige Rolle für mich spielten, wären meine Tagebuchaufzeichnungen wohl in der Schublade gelandet.

Angehörige von Demenzkranken finden Rat und Unterstützung u.a. bei folgenden Institutionen:

Deutschland:

Deutsche Alzheimer Gesellschaft e.V.
Selbsthilfe Demenz
Friedrichstr. 236 – 10969 Berlin-Kreuzberg
Tel.: 030 259 37 95-0
Fax: 030 259 37 95-29
E-Mail: info@deutsche-alzheimer.de
(Bürozeiten: Montag bis Donnerstag 9.00–16.00 Uhr,
Freitag 9.00–15.00 Uhr)
Zahlreiche bundesweite Anlaufstellen.

Schweiz:

Schweizerische Alzheimervereinigung
Rue des Pêcheurs 8 E
1400 Yverdon-les-Bains
Tel.: 024 426 20 00
Fax: 024 426 21 67
E-Mail: info@alz.ch

Österreich:

Österreichische Alzheimer Gesellschaft
Vereinigung zur Erforschung der Alzheimer-Krankheit und
verwandter Demenzformen
Sekretariat der Österreichischen Alzheimergesellschaft
Skodagasse 14–16, 1080 Wien
Tel.: +43 1 512 80 91-19
Fax: +43 1 512 80 91-80
email: oeag@admicos.com